甲状腺専門・伊藤病院 ITO HOSPITAL がおくる

ヨウ素制限食レシピ

監修 伊藤公一　編集 北川 亘

全日本病院出版会

甲状腺専門・伊藤病院がおくるヨウ素制限食レシピ

Contents

ヨウ素制限食とは

1 はじめに ……………………………… 3
2 伊藤病院の紹介 ……………………… 4
3 甲状腺とは …………………………… 6
4 ヨウ素について ……………………… 8
5 なぜヨウ素制限が必要か？ ………… 10
6 伊藤病院のヨウ素制限食について … 12
7 レシピ集を使用した献立組み合わせ例 … 13
8 ヨウ素制限を始めるにあたって …… 16
9 ヨウ素を含む添加物について ……… 17
10 調味料選び：使用禁止の例 ………… 18
11 だし汁のとり方 ……………………… 19
12 ヨウ素含有量の目安（1人前・1個）
 ………………………………………… 20

レシピ

● お肉料理レシピ

レシピ❶ チキン南蛮膳 …………………… 26
レシピ❷ 揚げ鶏のねぎぽん酢膳 ………… 28
レシピ❸ 鶏肉のマスタード焼きセット … 30
レシピ❹ 豚しゃぶの味噌だれ膳 ………… 32
レシピ❺ 豚のしょうが焼き膳 …………… 34
レシピ❻ 回鍋肉膳（ホイコーロー）…… 36
レシピ❼ ハンバーグセット ……………… 38
レシピ❽ 油淋鶏膳（ユーリンチー）…… 40
レシピ❾ タンドリーチキンセット ……… 42
レシピ❿ 青椒肉絲膳（チンジャオロースー）… 44
レシピ⓫ 油麸（あぶらふ）の鶏すき風煮込み膳 … 46

● お魚料理レシピ

レシピ⓬ 鯖の山椒焼き膳 ………………… 50
レシピ⓭ 鯛の竜田揚げ香味ソース膳 …… 52
レシピ⓮ 鯖の味噌煮膳 …………………… 54
レシピ⓯ 舌平目のカレー焼きセット …… 56
レシピ⓰ 鮭のちゃんちゃん焼き膳 ……… 58
レシピ⓱ 海鮮チリソース膳 ……………… 60
レシピ⓲ 鯖の南部焼き膳 ………………… 62
レシピ⓳ まぐろの香り焼き膳 …………… 64
レシピ⓴ 鯖の竜田揚げ膳 ………………… 66
レシピ㉑ 天ぷら5種盛り膳 ……………… 68

● お豆腐料理レシピ

- レシピ㉒ 豆腐ソテーきのこソース膳 …… 72
- レシピ㉓ 麻婆豆腐膳 …… 74
- レシピ㉔ 豆腐のそぼろ煮膳 …… 76
- レシピ㉕ 揚げ豆腐のあんかけ膳 …… 78
- レシピ㉖ 生揚げの甘辛炒め膳 …… 80

● 卵料理レシピ

- レシピ㉗ スクランブルエッグセット …… 84
- レシピ㉘ 巣ごもり卵セット …… 86
- レシピ㉙ えび玉膳 …… 88
- レシピ㉚ ミートオムレツセット …… 90

● 麺・ご飯レシピ

- レシピ㉛ あんかけ焼きそば …… 94
- レシピ㉜ 冷やし中華 …… 96
- レシピ㉝ ソース焼きそば …… 98
- レシピ㉞ きつねうどん …… 99
- レシピ㉟ とろろそば …… 100
- レシピ㊱ ミートソーススパゲッティ …… 101
- レシピ㊲ ほうれん草のクリームスパゲッティ …… 102
- レシピ㊳ なすとベーコンのトマトスパゲッティ …… 103
- レシピ㊴ 牛丼 …… 104
- レシピ㊵ 五目炒飯 …… 105
- レシピ㊶ ちらし寿司 …… 106
- レシピ㊷ ビビンパ …… 108
- レシピ㊸ カレーライス …… 110
- レシピ㊹ キーマカレー …… 112

アレンジご飯

- しょうがご飯 …… 114
- さつまいもご飯 …… 114
- たけのこご飯 …… 115
- 山菜ご飯 …… 115
- 大根ご飯 …… 116
- 小松菜混ぜご飯 …… 116
- かしわ飯 …… 117

● パンレシピ

- レシピ㊺ サンドイッチ …… 120
- レシピ㊻ フレンチトースト …… 121
- レシピ㊼ ピザトースト …… 122
- レシピ㊽ マヨコーントースト …… 123

● もう一品

汁　物

- みぞれ汁 …… 126
- けんちん汁 …… 126
- 沢煮椀 …… 127
- すまし汁 …… 127
- 酸辣湯（サンラータン）…… 128
- 春雨スープ …… 128

ワンタンスープ …………………………… 129
かき玉スープ ……………………………… 129
ミネストローネ …………………………… 130
コンソメスープ …………………………… 130
味噌汁(豆腐・ねぎ) ……………………… 131
味噌汁(玉ねぎ・じゃがいも) …………… 131

小　鉢

粒マスタードサラダ ……………………… 132
アスパラガスマリネ ……………………… 132
切り干し大根のナムル …………………… 133
もやしの甘酢和え ………………………… 133
人参オレンジラペ ………………………… 134
さつまいものレモン煮 …………………… 134
さつまいもサラダ ………………………… 135
なすの煮浸し ……………………………… 135
きんぴらごぼう …………………………… 136
きゅうりのしょうが和え ………………… 136
肉じゃが …………………………………… 137
青菜のからし和え ………………………… 137

デザート

杏仁豆腐 …………………………………… 138
フルーツポンチ …………………………… 138
ヨーグルトムース ………………………… 139
愛玉子風レモンゼリー …………………… 139
あんみつ …………………………………… 140
水ようかん ………………………………… 140
その他デザート(果汁のゼリー、
　　カルピスゼリー、豆乳プリン) ……… 141

● たれ・ドレッシング

万能たれ

和風香味ねぎたれ ………………………… 144
酸味香味たれ ……………………………… 144
シャリアピンソース ……………………… 145
ごまだれ …………………………………… 145
蒲焼のたれ ………………………………… 146

ドレッシング

和風ドレッシング ………………………… 147
中華ドレッシング ………………………… 147
マリネドレッシング ……………………… 148
チョレギドレッシング …………………… 148
オーロラドレッシング …………………… 149
練りごまドレッシング …………………… 149

おわりに

1. 放射性ヨウ素（アイソトープ）を用いた検査と治療（放射性ヨウ素内用療法）について 152
2. バセドウ病、橋本病とヨウ素 155
3. バセドウ病に対する放射性ヨウ素内用療法後のお食事 156
4. 甲状腺機能低下症のお食事について 157
5. 外食の選び方 158
6. 放射性ヨウ素内用療法（アブレーション・アイソトープ（RI）大量療法）後のお食事について 161
7. よくある質問 164

Recipe Index 167

巻末綴じ込み

バセドウ病の方用制限食品一覧表
ヨウ素制限食：バセドウ病用
アブレーション・アイソトープ（RI）大量療法の方用制限食品一覧表
ヨウ素制限食：アブレーション・アイソトープ（RI）大量療法用

レシピ集の見方

<レシピ例>
（本文とは内容が異なっております）

1食1人前あたりのエネルギー量を示しています

1食1人前あたりのヨウ素含有量を示しています

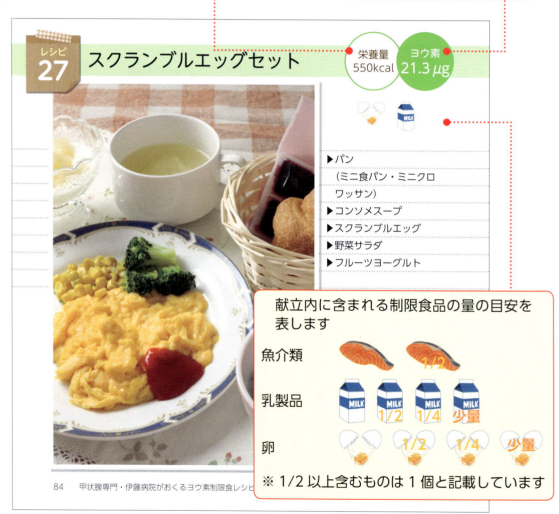

レシピ 27　スクランブルエッグセット

栄養量 550kcal　ヨウ素 21.3μg

▶パン
（ミニ食パン・ミニクロワッサン）
▶コンソメスープ
▶スクランブルエッグ
▶野菜サラダ
▶フルーツヨーグルト

献立内に含まれる制限食品の量の目安を表します

魚介類
乳製品　1/2　1/4　少量
卵　　　1/2　1/4　少量

※1/2以上含むものは1個と記載しています

＊巻末にバセドウ病、甲状腺がんに対する制限食品一覧表と、制限早見表を掲載しておりますのでご活用下さい。

> 1人前あたりの
> ヨウ素含有量を示しています

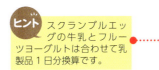
ヒント スクランブルエッグの牛乳とフルーツヨーグルトは合わせて乳製品1日分換算です。

> ヨウ素制限をする際の
> アドバイスを記載して
> います

原材料（各2人前）

スクランブルエッグ【ヨウ素 11.3 μg】

卵	2個
牛乳	大さじ2
玉ねぎ	1/4個
塩・こしょう	少々
こしょう	適量
サラダ油	小さじ1
バター	小さじ1/2
ケチャップ	大さじ1（お好み）
ブロッコリー	50 g
コーン	10 g
塩	少々

作り方
① 玉ねぎは粗みじんに切る。
② ボールに卵を溶き、①、牛乳、塩・こしょうを卵液に混ぜる。
③ 熱したフライパンにサラダ油をひき、②を流し入れ混ぜながら加熱する。
④ 8割程火が通ったら、フライパンにバターを入れ、全体に混ぜる。
⑤ 付け合せのブロッコリーを茹でる。ブロッコリーとコーンを塩で味付けする。
皿に④・⑤を盛り、ケチャップを添える。

※1人前に卵1回量と牛乳少量を含みます。

パン【ヨウ素 0.4 μg】

ミニ食パン	2個
ミニクロワッサン	2個
ブルーベリージャム	2個

※ジャムは「赤色着色料」、「寒天」を含まないものをお選びください。

野菜サラダ【ヨウ素 0.9 μg】

菜の花	1個
赤玉ねぎ	20 g
オーロラドレッシング(p.149)	大さじ2

作り方
① 菜の花は食べやすい細切りにする。
② ①の野菜は茹でる。
③ ②の野菜を皿に盛り、オーロラドレッシングをかける。

> 特別な記載がない限り2人前
> の材料で記載しています

コンソメスープ【ヨウ素 0.2 μg】

セロリ	20 g
玉ねぎ	20 g
コンソメ（顆粒）	小さじ1
塩・こしょう	少々
水	1と1/5カップ

作り方は p.130 参照

フルーツヨーグルト【ヨウ素 8.5 μg】

ヨーグルト	1個（100 g）
洋梨缶詰	1切

※1人前に牛乳1/2量を含みます。

卵料理レシピ　レシピ27　スクランブルエッグセット

＊レシピは単品ごとの詳細を載せています。

レシピ集の使い方

1. 分量について

　ご自宅で調理しやすいよう、調味料などの表記は一部を除き計量スプーンや計量カップ、個数表記へ変更しています（重量(g)は食材により異なります）。

表記例）　小さじ…5 ml、大さじ…15 ml、1 カップ…200 ml
　　　　　1 合…180 ml (150 g)、少々…ひと振り/指 2 本分でつまむ
　　　　　1 つまみ…指 3 本分でつまむ

　顆粒スープなどは食品メーカーにより塩分濃度や成分が異なるため、レシピの分量は参考までとし、メーカー推奨の分量を使用することをお勧めします。

2. ご飯について

　ご飯を含む献立の場合は、ご飯(白飯) 150 g 約 260 kcal で計算しています。

　レシピ内の分量はおおよその 2 人前の分量として伊藤病院でご提供している分量のため、自宅で召し上がる際はお好みで調整してください（ヨウ素制限食はカロリーを制限するものではありません。表記のカロリーは 1 人前の分量で、使用する調味料や食材で若干異なる場合があります）。

3. 原材料について

　使用する野菜や果物は、季節のもので手に入りやすいものを使用してください。

　鍋により煮汁が足りない場合は、落し蓋の使用や、煮汁の分量を多くして具材が浸る量に調整することで上手に調理できます。

4. 食事の組み合わせについて

　「○○膳」「○○セット」という形で 1 食を表記していますが、ご自宅で準備する際は、単品メニューや変わりご飯などをお好みで組み合わせてお食事をお楽しみください。

＊魚メニューは 1 日 1 回までです。

5. ヨウ素含有量について

　最新のヨウ素含有量の情報は文部科学省　日本食品標準成分表をご参照ください。
　　　　http://www.mext.go.jp/a_menu/syokuhinseibun/1365419.htm

甲状腺専門・伊藤病院がおくるヨウ素制限食レシピ

ヨウ素制限食とは

1. はじめに

> 「ヨウ素は何に含まれているの？」
> 「どんな献立ならいいの？」
> 「具体的なレシピが知りたい」

　ヨウ素制限には、特別な献立・特別な調理方法が必要なのではなく、食材や調味料を選ぶことで一般的な献立でもお召し上がりいただけます。
　私たちのレシピが患者さんのお食事作りや食事選びの手助けになればと思い、伊藤病院のヨウ素制限食のレシピ集を作成しました。
ぜひお役立てください。

2. 伊藤病院の紹介

　伊藤病院は昭和12年(1937年)に甲状腺疾患専門病院として初代 伊藤 尹(ただす)院長により東京都渋谷区表参道に開設されました。その後、伊藤國彦院長、伊藤公一院長と血縁三代にわたって同じ診療姿勢を受け継ぎ、開設以来80年、一貫してバセドウ病、橋本病、甲状腺がんなどの甲状腺疾患に対する診療と研究を行っています。

　基本方針は「甲状腺疾患専門病院としての業務に徹する」ことであり、職員が一丸となって伊藤病院の理念である「甲状腺を病む方々のために」診療、研究にあたっています。国内でも数少ないアイソトープの入院治療設備を備えており、より安全でスムースな診察の提供を目指し、最新の医療技術、医療機器、ITの導入に積極的に取り組んでおります。

　伊藤病院グループとして、名古屋に医療法人社団甲仁会 名古屋甲状腺診療所(旧名称 大須診療所)、札幌にさっぽろ甲状腺診療所があります。

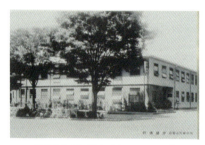

伊藤病院(1939－1945)

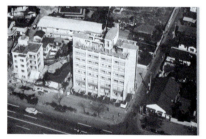

伊藤病院(1959－1995)

年号(西暦)	伊藤病院の出来事	
昭和12年(1937年)	10月	初代院長 伊藤 尹が渋谷区穏田に伊藤医院を開設
昭和14年(1939年)	12月	渋谷区原宿に伊藤病院を開設
昭和20年(1945年)	5月	空襲により伊藤病院焼失
	6月	山梨県河口湖畔に疎開
	11月	品川区武蔵小山に伊藤病院を再開
昭和34年(1959年)	3月	伊藤國彦 院長(2代目)に就任
	4月	伊藤病院附属表参道診療所を開設
昭和35年(1960年)	9月	渋谷区原宿に伊藤病院を開設
平成 7 年(1995年)	5月	渋谷区神宮前の病院は新築工事のため休止。工事期間中、目黒区大橋に病院、渋谷区渋谷に附属診療所を開設
平成 9 年(1997年)	10月	渋谷区神宮前の病院建物竣工、伊藤病院を再開
平成10年(1998年)	1月	伊藤公一 院長(3代目)に就任。伊藤國彦 名誉院長に就任
平成16年(2004年)	6月	診療連携施設 大須診療所(愛知県名古屋市)開設
平成22年(2010年)	5月	ISO9001品質マネジメントシステム認証取得
平成23年(2011年)	7月	大須診療所が新築移転、アイソトープ診療を開始
平成25年(2013年)	11月	ISO15189認証取得(臨床検査室)
平成29年(2017年)	10月	伊藤病院開設80周年
	11月	診療連携施設 さっぽろ甲状腺診療所(北海道札幌市)開設
平成30年(2018年)	1月	大須診療所が「名古屋甲状腺診療所」に名称変更

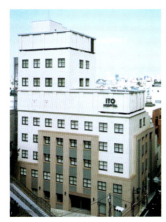

現在の伊藤病院

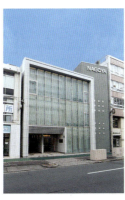

名古屋甲状腺診療所
(旧大須診療所)

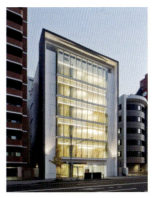

さっぽろ甲状腺診療所

3. 甲状腺とは

　甲状腺は喉の位置にある、ちょうど蝶のような形をしている臓器です。気管の前方に存在し、気管を包みこむようにあります。

　左葉と右葉の大きさは健常成人でそれぞれ縦 4～4.5 cm、横 1～2 cm、厚さ 1～2 cm、重さは左右合わせて約 15 g とそれほど大きくありませんが、大事なホルモンを分泌しており、内分泌臓器の 1 つです。甲状腺ホルモンの作用はさまざまですが、一言でいうと【元気の源】のような作用をします。このため、甲状腺ホルモンが多すぎると活動的になって脈が速くなり動悸がしたり、普通に食べてもやせたり、汗をかきやすくなったり、指先が震えたりします。一方、甲状腺ホルモンが少なすぎると代謝が減り、体がだるかったり、体重が増えたり、便秘がちになります。また、気分が落ち込み、やる気がなくなります。

　甲状腺の病気は以下のように大きく 3 つに分かれます。

1. 甲状腺ホルモンに異常をきたす

　甲状腺ホルモンが過剰に出る代表例がバセドウ病で、分泌が低下する代表例が橋本病（慢性甲状腺炎）です。

2. 甲状腺に炎症がおこる

　炎症をおこし、甲状腺に痛みが出ます。代表的なものとして亜急性甲状腺炎と急性化膿性甲状腺炎があります。

3. 甲状腺にしこり（結節）ができる

　しこりには良性のものと悪性（がん）があります。超音波検査や穿刺吸引細胞診をして診断します。甲状腺がんの 80％以上を占めるものが乳頭がんです。

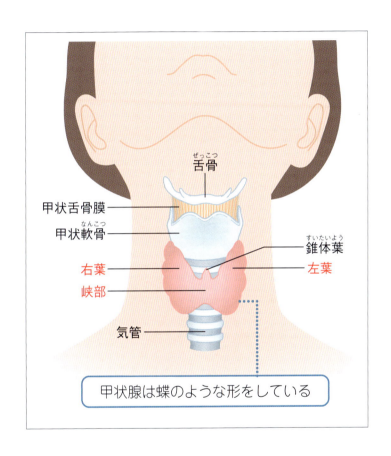

4. ヨウ素について

　ヨウ素は主に海産物（特に海藻類）に多く含まれていますが、海産物だけではなくいろいろな食品にも含まれています。

　日本は海産物が豊富に取れるため、**海産物や海藻類の摂取量が多く、**また家畜や農作物の堆肥などにも海産物・海藻類を使用することで、肉類や野菜・果物などの海産物以外の食品にも微量ですがヨウ素が含まれています。

　また、海産物を含む廃棄物により、土壌に含まれるヨウ素も多いため、知らず知らずにヨウ素を多く摂取しています。

　ヨウ素の必要量は130μg/日ですが、日本人の平均摂取量は500μg〜3,000μgといわれています（日本人の食事摂取基準2015，第一出版．より引用）。

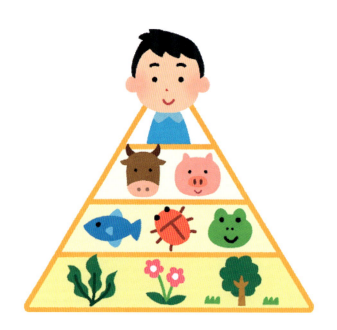

食物連鎖により海産物以外に、動物の内臓や乳・卵などにも少量ずつ含まれ、それらを摂取することで総合的に他国よりも多くヨウ素を摂取しています。

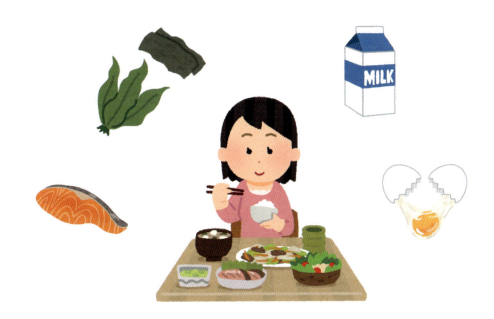

5. なぜヨウ素制限が必要か？

　甲状腺の細胞は、ヨウ素（ヨード）を原料として甲状腺ホルモンを作っています。また、放射性ヨウ素も食物中のヨウ素と同じように甲状腺に取り込まれます。この放射性ヨウ素を用いて、甲状腺疾患の検査や治療を行うことをアイソトープ検査・治療（放射性ヨウ素内用療法）といいます。

　放射性ヨウ素を使用するときに最も注意する点は、放射性ヨウ素カプセルを内服する前に十分なヨウ素制限をして、身体をヨウ素が足りない状態にしておくことです。というのは、前もって身体に十分量のヨウ素が存在すると、ヨウ素が甲状腺や転移部位にすでに十分取り込まれてしまうので、その後投与された放射性ヨウ素が目的とする部位にうまく取り込まれなくなってしまうからです。こうなるとアイソトープ検査・治療がうまくいきません。

　このため検査でも治療でも放射性ヨウ素を使用する場合は、事前にヨウ素を含む食事を制限して、身体をヨウ素が足りない状態にしておくことが極めて重要になってきます。しかしヨウ素制限食を患者さん本人やご家族で考え、1〜2週間ヨウ素制限食の献立を考えることは大変な労力だと思います。

　本レシピ集は少しでも患者さんの負担を減らし、楽しく簡単に美味しいヨウ素制限食を摂れるようになっています。

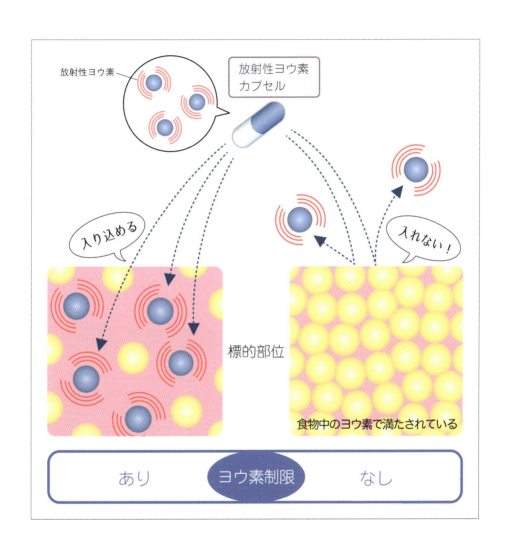

6. 伊藤病院のヨウ素制限食について

> 伊藤病院の「ヨウ素制限食」はヨウ素を多く含む食品を除去（食べない）したり、摂取重量を制限することで、1日のヨウ素の摂取量を抑えられる献立となっています。
> ヨウ素量は、バセドウ病に対する放射性ヨウ素内用療法では1日100μgまで、甲状腺がんに対する放射性ヨウ素内用療法（アブレーション・アイソトープ（RI）大量療法）では1日50μg以下にひかえられています。

1. 主食（ご飯・パン・麺について）

炊き込みご飯の際はかつおだしのみを使用しています。

パンメニュー（付属するジャム類含む）は、赤色着色料・寒天・増粘多糖類（カラギナン・アルギン酸）を含まないものを使用しています。

麺メニューの麺つゆは、かつおだしをベースとし手作りしています。

2. 汁 物

かつおだしを使用し、味噌にはこんぶだし・こんぶエキスを使用していないものを使っています。

3. おかず

こんぶ・海藻類は使用せず、魚介類は1日1回までとし、1回量は1人前までとしています（切り身1枚、約100g以下を1人前の目安量としています）。

魚介類は、文部科学省の食品成分表（ヨウ素含有量）に基づき、1食1人前の量は70～80g程度使用しています。

肉類は生肉部位のみを使用し、内臓肉は使用しません。

4. デザート

ヨーグルトは寒天・増粘多糖類不使用のものを使用しています。

ゼリーには寒天を使用せず、ゼラチンで固めています。

5. 調味料について

こんぶ・海藻エキス、オイスターエキス、赤色着色料、寒天、禁止魚のエキス、増粘多糖類（カラギナン・アルギン酸）を含まないものを使用しています。

7. レシピ集を使用した献立組み合わせ例

レシピの献立を元に作成した献立例です。必ずこの組み合わせでという決まりはありません。
卵・乳製品などの小鉢を変更することでよりバラエティ豊かな2週間の献立になります。
（青文字は当レシピ集に収載されているものです）

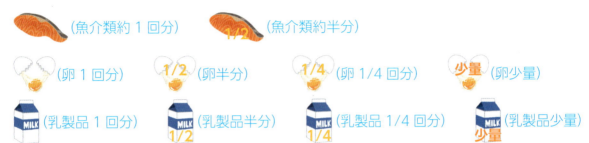

	朝食	昼食	夕食
1日目 27.4 μg	ミートオムレツセット (p.90) 624 kcal/ヨウ素 13.4 μg	なすとベーコンのトマトスパゲッティ (p.103) フルーツヨーグルト（バナナ1/2・ヨーグルト50 g） 555 kcal/ヨウ素 8.6 μg	鯛の竜田揚げ香味ソース膳 (p.52) 612 kcal/ヨウ素 5.4 μg
2日目 25.5 μg	スクランブルエッグセット (p.84) 550 kcal/ヨウ素 21.3 μg	牛丼 (p.104) 味噌汁（豆腐・ねぎ）(p.131) 559 kcal/ヨウ素 3.0 μg	回鍋肉膳 (p.36) 673 kcal/ヨウ素 1.2 μg
3日目 26.3 μg	サンドイッチ (p.120) コンソメスープ (p.130) フルーツヨーグルト（桃缶・ヨーグルト50 g） 608 kcal/ヨウ素 14.7 μg	冷やし中華 (p.96) 春雨スープ (p.128) 541 kcal/ヨウ素 6.0 μg	チキン南蛮膳 (p.26) 621 kcal/ヨウ素 5.6 μg

4日目 27.3 μg	フレンチトースト (p.121) 果物(いちご6.7粒) ハムサラダ(ハム2枚含) 556 kcal/ヨウ素 13.3 μg	ちらし寿司(p.106) すまし汁(p.127) なすの煮浸し(p.135) あんみつ(p.140) 576 kcal/ヨウ素 10.6 μg	生揚げの甘辛炒め膳(p.80) 589 kcal/ヨウ素 3.4 μg
5日目 26.3 μg	ピザトースト(p.122) 果物(オレンジ1/2) 422 kcal/ヨウ素 8.5 μg	カレーライス(p.110) 生野菜サラダ 674 kcal/ヨウ素 0.7 μg	鯖の味噌煮膳(p.54) 681 kcal/ヨウ素 17.1 μg
6日目 24.0 μg	舌平目のカレー焼きセット(p.56) 608 kcal/ヨウ素 8.7 μg	ほうれん草のクリームスパゲッティ(p.102) 生野菜サラダ コンソメスープ(p.130) 540 kcal/ヨウ素 8.3 μg	麻婆豆腐膳(p.74) 601 kcal/7.0 μg
7日目 24.6 μg	巣ごもり卵セット(p.86) 596 kcal/ヨウ素 20.0 μg	ソース焼きそば(p.98) 切り干し大根のナムル(p.133) 果物(キウイ1/2) 576 kcal/ヨウ素 2.2 μg	鶏肉のマスタード焼きセット(p.30) 551 kcal/ヨウ素 2.4 μg
8日目 28.6 μg	豆腐のそぼろ煮膳(p.76) 558 kcal/ヨウ素 24.0 μg	青椒肉絲膳(p.44) 603 kcal/ヨウ素 2.2 μg	豚しゃぶの味噌だれ膳(p.32) 637 kcal/ヨウ素 2.4 μg
9日目 23.7 μg	えび玉膳(p.88) 598 kcal/ヨウ素 8.7 μg	豆腐ソテーきのこソース膳(p.72) 547 kcal/ヨウ素 7.1 μg	天ぷら5種盛り膳(p.68) 631 kcal/ヨウ素 7.9 μg

日目			
10 日目 38.1 μg	マヨコーントースト (p.123) 牛乳 (200 ml/本) 生野菜サラダ 426 kcal/ヨウ素 33.7 μg	あんかけ焼きそば (p.94) 中華スープ (p.41) 果物 (バナナ 1/2) 593 kcal/ヨウ素 1.6 μg	ハンバーグセット (p.38) 692 kcal/ヨウ素 2.8 μg
11 日目 29.1 μg	目玉焼き (卵 1 個) ヨーグルト (1 個) ご飯・味噌汁・野菜サラダ 544 kcal/ヨウ素 18.5 kcal	ミートソーススパゲッティ (p.101) 人参オレンジラペ (p.134) 615 kcal/ヨウ素 2.1 μg	揚げ豆腐のあんかけ膳 (p.78) 566 kcal/ヨウ素 8.5 μg
12 日目 26.0 μg	バタートースト 生野菜サラダ ミネストローネ (p.130) りんごジュース (200 ml/本) 429 kcal/ヨウ素 3.6 μg	ビビンパ (p.108) 春雨スープ (p.128) 杏仁豆腐 (p.138) 654 kcal/ヨウ素 17.5 μg	油麩の鶏すき風煮込み膳 (p.46) 585 kcal/ヨウ素 4.9 μg
13 日目 28.4 μg	フレンチトースト (p.121) コンソメスープ (p.130) 果物 (巨峰 6.7 粒) 436 kcal/ヨウ素 13.2 μg	鯖の南部焼き膳 (p.62) 620 kcal/ヨウ素 13.9 μg	油淋鶏膳 (p.40) 650 kcal/ヨウ素 1.3 μg
14 日目 24.6 μg	鯖の山椒焼き膳 (p.50) 586 kcal/ヨウ素 18.5 μg	きつねうどん (p.99) 肉じゃが (p.137) 530 kcal/ヨウ素 3.2 μg	揚げ鶏のねぎぽん酢膳 (p.28) 675 kcal/ヨウ素 2.9 μg

8. ヨウ素制限を始めるにあたって

1. よく食べるものを確認しましょう

朝食に卵料理を食べる習慣がある、乳製品が好き、魚料理が多いなど、ご自身の食生活を振り返り、制限がかかっているものを食べている頻度を確認しましょう。

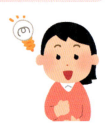

また、加工肉や冷凍食品などの調理済み食品を買い置きしている際は、確認しておきましょう。

2. よく買うコンビニ食品やジュース・菓子類などの原材料を調べましょう

コーヒーや嗜好品など、どの種類であれば食べてよいか、食べられるものがあるか調べておくと便利です。

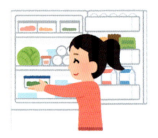

3. 調味料を確認しましょう

食品棚や冷蔵庫を確認し、調味料の原材料を見てヨウ素制限期間で使用できるものを調べましょう。「こんぶエキス」「着色料・増粘多糖類（※放射性ヨウ素内用療法（アブレーション・アイソトープ（RI）大量療法）の方のみ）」など禁止食材が入っていないか、原材料は明確か、などを確認しましょう。

4. 調味料をそろえましょう

3 の項目で確認し、使えないものは代替えの調味料を選びましょう。

＊ヨウ素制限期間内に使用できる調味料はシールなどの印を付けておくと便利です。

9. ヨウ素を含む添加物について

1. 増粘多糖類（＊放射性ヨウ素内用療法（アブレーション/アイソトープ（RI）大量療法）の方のみ摂取禁止）

とろみや舌触りをよくしたり、まとまりをよくしたりする際に使用します。

増粘多糖類以外に、増粘剤、安定剤、ゲル化剤、糊料などと表記されます。

藻類から抽出したカラギナン・アルギン酸はヨウ素を含有するため禁止です。

そのほか、海藻由来以外のものに、柑橘類やリンゴなどを原料とするペクチン、マメ科の植物の実から抽出したグァーガム、ローカストビーンガム、タマリンドガム、微生物が生成するキサンタンガム、カードランなどや加工でんぷんなどがあり、こちらは使用可能です。

＊禁止表記例　　増粘多糖類（もしくは増粘剤/安定剤/ゲル化剤/糊料）のみで詳細がわからない
　　　　　　　　増粘多糖類（カラギナン）/増粘多糖類（アルギン酸）→海藻由来
　　　　　　　　増粘多糖類（カラギナン・ペクチン）→海藻由来も含むもの

2. 赤色着色料（＊放射性ヨウ素内用療法（アブレーション/アイソトープ（RI）大量療法）の方のみ摂取禁止）

チェリー、福神漬、紅しょうが、梅干、着色したアメやゼリーなどの菓子類・着色したソーセージなどに着色料として使われる赤色3号・赤色105号という色素にヨウ素が含まれています。

一方、赤色102号や天然赤色着色料（パプリカ、アントシアニン、クチナシ、シソなど）はヨウ素を含まない色素になります。

＊当院では間違えて摂取することを避けるため赤色着色料は禁止としています。

3. 食塩について

国産もしくは日本国内の正規の販売店（普通の店舗）で売られている食塩はヨウ素添加されていないため使用できます。

海外旅行で購入したものや海外のお土産の塩はヨウ素添加されているものもありますので避けてください。

10. 調味料選び：使用禁止の例

某社　商品名	原材料表示（例）
めんつゆ	しょうゆ（本醸造）、果糖ぶどう糖液糖、砂糖、食塩、こんぶ、かつお節、かつお節エキス、酵母エキス、みりん、こんぶエキス、煮干エキス、アルコール、調味料（アミノ酸など）
だしじょうゆ	しょうゆ（大豆）、ぶどう糖果糖液糖、砂糖、食塩、ほたてエキス、かつおぶしエキス、みりん、酵母エキス、にぼし、こんぶ、調味料（アミノ酸など）、アルコール
ぽん酢しょうゆ	しょうゆ、醸造酢、ぶどう糖果糖液糖、食塩、ゆず果汁、こんぶ、調味料（アミノ酸など）、酸味料
だし入り味噌	大豆（遺伝子組換えでない）、米、食塩、かつお節粉末、こんぶエキス、酒精、調味料（アミノ酸など）
てりやきのたれ	しょうゆ、砂糖、アミノ酸液、果糖ぶどう糖液糖、還元水あめ、りんご酢、みりん、ワイン、みそ、蛋白加水分解物、こんぶエキス、玉ねぎ、にんにく、唐辛子、増粘多糖類（加工でんぷん、キサンタンガム）、カラメル色素、調味料（アミノ酸）
お好み焼きソース	野菜・果物、糖類、醸造酢、アミノ酸液、食塩、酒精、しょうゆ、香辛料、オイスターエキス*、こんぶ、蛋白加水分解物、しいたけ、増粘多糖類、調味料、カラメル色素
シーザードレッシング	食用植物油脂、醸造酢、チーズ、レモン果汁、砂糖、食塩、調味料（アミノ酸など）、チーズ加工品、卵黄、香辛料、アンチョビーソース*、酵母エキスパウダー、にんにく、香味食用油、増粘多糖類（キサンタンガム）、卵蛋白加水分解物、香辛料抽出物
和風ドレッシング	醸造酢、糖類（果糖ぶどう糖液糖、砂糖）、しょうゆ、食塩、ねぎ、ごま、こんぶエキス、かつお節エキス、すだち果皮、調味料（アミノ酸など）、増粘多糖類*、香料

【その他注意事項】

こんぶ・海藻エキス、増粘多糖類（カラギナン・アルギン酸、もしくは不明のもの）、赤色着色料、オイスター・貝エキスなど含まないものをお選びください

＊マークは放射性ヨウ素内用療法（アブレーション/アイソトープ（RI）大量療法）の方のみ禁止となっている食材です。

上記は一部商品の抜粋例です。禁止食材を含まない商品は使用できます。

11. だし汁のとり方

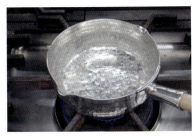

1) 鍋に水（3カップ）を入れ、火にかけて沸騰させる

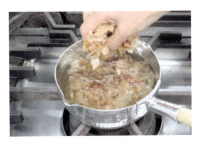

2) 沸騰したら火を止め、かつお節をひとつかみ（20g）入れる

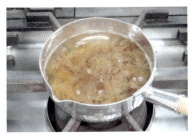

3) かつお節が鍋底に沈むまで1〜2分おく

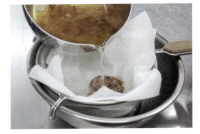

4) ふきんなどを敷いたザルで静かにこす

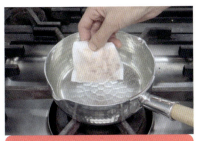

だしパックを使用すると後片付けも簡単にできます。

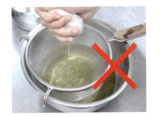

＊えぐみが出るので絞らないようにしましょう

＊残りは冷蔵庫で保管し、10℃以下で2日以内に使い切るようにしてください。

12. ヨウ素含有量の目安（1人前・1個）

1. 魚介類（皿・付け合わせ・竹串の重量抜き）

a. 鮭（皮・骨付き切り身）

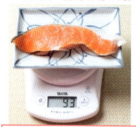

厚め1切
可食部のみ 4.0 μg
（100gあたり 5.0 μg）

b. 鯖（骨付き 1/4 身）

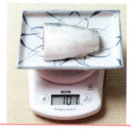

中 1/4 身
可食部のみ 19.0 μg
（100gあたり 19.0 μg）

c. まぐろ

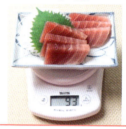

刺身6切　13.0 μg
（100gあたり 14.0 μg）

d. 鯛

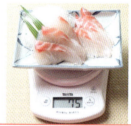

刺身6切　4.5 μg
（100gあたり 6.0 μg）

e. うなぎ

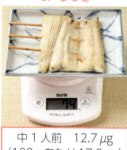

中1人前　12.7 μg
（100gあたり 17.0 μg）

f. ほっけ（1/2 匹）

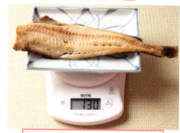

中 1/2 身
可食部のみ 78g　11.7 μg
（100gあたり 17.0 μg）

g. 穴子

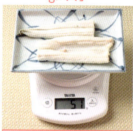

中1尾　7.5 μg
（100gあたり 15.0 μg）

h. いか

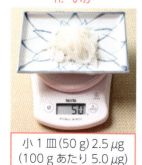

小1皿(50g) 2.5 μg
（100gあたり 5.0 μg）

i. はまち

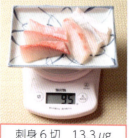

刺身6切　13.3 μg
（100gあたり 14.0 μg）

＊表示した食品の量は、おおよその1人前の量を目安として載せています。
魚介類は個体による重量差があるため、1食1人前量を制限量の目安とし、最大でも100gを超えない範囲でお召し上がりください。

バセドウ病に対するヨウ素制限食では1日1食まで
＊アブレーション・アイソトープ（RI）大量療法に対するヨウ素制限食では禁止の食材

a. 鯵（中1尾）

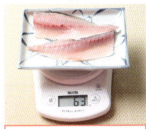

中1尾
可食部 63 g　12.6 μg
（100 g あたり 20.0 μg）

b. カレイ

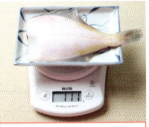

1尾
可食部 56 g　11.8 μg
（100 g あたり 21.0 μg）

c. さんま

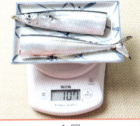

1尾
可食部 75 g　15.8 μg
（100 g あたり 21.0 μg）

d. ぶり（厚め1切）

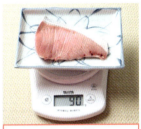

厚め1切
90 g　21.6 μg
（100 g あたり 24.0 μg）

e. あさり

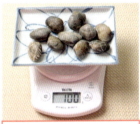

10粒
可食部 40 g　22 μg
（100 g あたり 55.0 μg）

f. かに

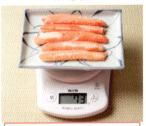

足5本
73 g　42.3 μg
（100 g あたり 58.0 μg）

2. 卵（写真の量が 1 日分の制限量の目安です）

卵

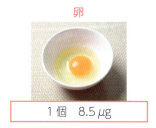

1 個　8.5 μg

＊茶碗蒸しや揚げ物の衣に使用する場合は、1/2 個分と換算する。

3. 牛乳・乳製品（写真の量が 1 日分の制限量の目安です）

a. 牛乳	b. ヨーグルト	c. チーズ
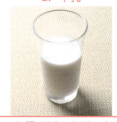	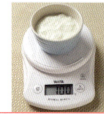	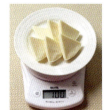
1 杯 150〜200 ml 24〜32 μg	1 個　100 g 17 μg	6 P チーズ/箱 100 g　20 μg

4. 菓子類(写真の量が1日分の制限量の目安です)

＊バセドウ病に対するヨウ素制限の方は1日1食まで、アブレーション・アイソトープ(RI)大量療法に対するヨウ素制限の方は、避けるようにしてください

a. カステラ

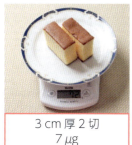

3 cm 厚 2 切
7 μg

b. ホットケーキ

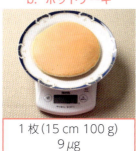

1 枚 (15 cm 100 g)
9 μg

c. ドーナッツ

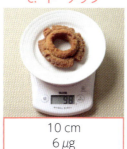

10 cm
6 μg

d. プリン

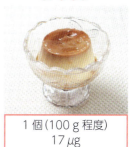

1 個 (100 g 程度)
17 μg

e. ケーキ

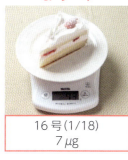

16 号 (1/18)
7 μg

f. アイスクリーム

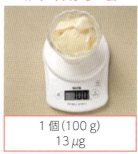

1 個 (100 g)
13 μg

g. 乳酸菌飲料

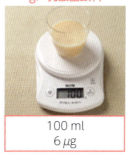

100 ml
6 μg

h. チョコレート

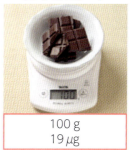

100 g
19 μg

甲状腺専門・伊藤病院がおくるヨウ素制限食レシピ

レシピ
お肉料理レシピ

レシピ 1 チキン南蛮膳

栄養量 621kcal　ヨウ素 5.6μg

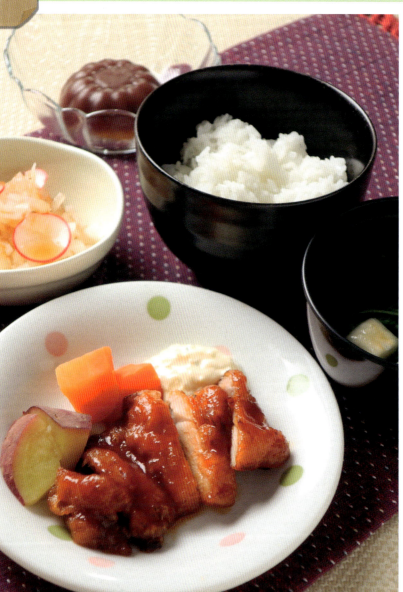

- ご飯
- すまし汁
- チキン南蛮
- 大根サラダ
- 和風みかんゼリー

- 揚げたての鶏肉を熱々のまま甘辛だれに漬け込むことでしっかり中まで味がしみこみ、ご飯がすすむおかずです。
- お好みでタルタルソースをつけてお召し上がりください。

ヒント 市販のタルタルソースを使用する場合は増粘多糖類が入っていないものをお選びください。

原材料(各2人前)

チキン南蛮【ヨウ素 1.8 µg】

鶏もも肉	1/2 枚(150 g)
(下味)しょうゆ	小さじ 2
(下味)酒	小さじ 1
(下味)みりん	小さじ 1
片栗粉	大さじ 2
サラダ油(揚げ用)	適量
Ⓐしょうゆ	大さじ 1 と 1/2
Ⓐケチャップ	大さじ 1 と 1/2
Ⓐ砂糖	小さじ 1 と 1/2
Ⓐかつおだし汁	大さじ 2
さつまいも	1/4 本
人参	30 g
塩	少々
タルタルソース	大さじ 1

作り方
① 鶏肉を二等分し、下味を付ける。
② 片栗粉を両面にまぶす。
③ 180℃に熱した油できつね色になるまで揚げる。
④ Ⓐを合わせ、揚げたての③を両面漬ける。
⑤ さつまいも、人参は一口大の乱切りにし茹でて塩を振る。
⑥ ④の鶏肉と⑤の付け合せを皿に盛り、タルタルソースを添える。

※原材料をご確認のうえ市販のタルタルソースでも可。

大根サラダ【ヨウ素 1.6 µg】

大根	100 g
ラディッシュ	1/2
和風ドレッシング	大さじ 2

タルタルソース【大さじ 1 あたり 0.7 µg】

原材料(作りやすい分量約 150 g)

玉ねぎ	1/4 個
ピクルス(あれば)	小 2 本(30 g)
Ⓐマヨネーズ	大さじ 6(80 g)
Ⓐ酢	小さじ 1
Ⓐ粒マスタード	小さじ 1/4
塩・こしょう	少々

作り方
① 玉ねぎ・ピクルスはみじん切りする。
② みじん切りした材料とⒶを合わせ、塩・こしょうで味を調える。

すまし汁【ヨウ素 1.5 µg】

材料・作り方は p.127 参照

和風みかんゼリー【ヨウ素 0.0 µg】

みかん缶詰	10 粒
こしあん	40 g
水	1/2 カップ
ゼラチン	小さじ 1
砂糖	小さじ 1

作り方
① ゼラチンを大さじ 1 の水(材料内の一部)でふやかす。
② 鍋に残りの水、こしあん、砂糖を加え弱火で煮溶かす。
③ 火を止め①を加え混ぜながら溶かす。
④ ゼリー型に流し込み、みかんの実を 5 粒ずつ入れる。
⑤ 粗熱を取り、冷蔵庫で冷し固める。
⑥ 型を抜く。

レシピ 2 揚げ鶏のねぎぽん酢膳

栄養量 675kcal　ヨウ素 2.9μg

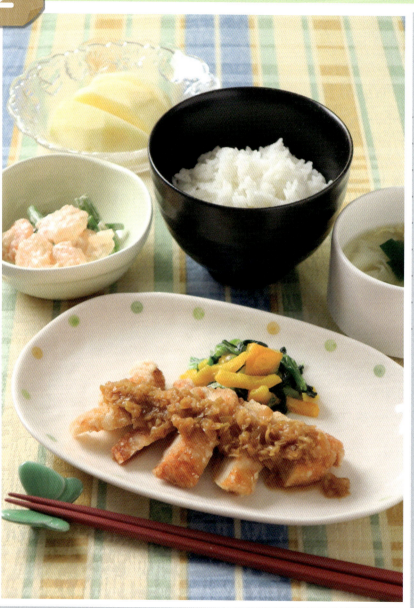

▶ご飯
▶ワンタンスープ
▶揚げ鶏のねぎぽん酢
▶えびのマヨネーズ和え
▶りんご

- ねぎぽん酢だれは、その他の肉・魚料理にかけても美味しくお召し上がりいただけます。

原材料(各2人前)

揚げ鶏のねぎぽん酢【ヨウ素 0.1 μg】

鶏もも肉	150 g (1/2 枚)
(下味)塩・こしょう	少々
片栗粉	小さじ 2
サラダ油(揚げ油)	適量
Ⓐしょうゆ	大さじ 1
Ⓐ酢	小さじ 2
Ⓐみりん	小さじ 1/2
Ⓐ砂糖	小さじ 1
Ⓐレモン果汁	2、3 滴
長ねぎ	10 cm
にんにく(おろし)	小さじ 1/3
しょうが(おろし)	小さじ 1/3
ごま油	小さじ 1/3
ちんげん菜	1 枚
黄パプリカ	1/4 個
オリーブ油	小さじ 1/2
塩	少々

作り方
① 鶏もも肉は塩・こしょうで下味をつけ、両面に片栗粉をまぶす。
② 深めのフライパンに 1 cm ほど油を入れ、中温に加熱する。
③ 鶏肉の中まで火が通り、表面がきつね色になるまで揚げ、食べやすい大きさに切り皿に盛る。
④ Ⓐの調味料を合わせる。
⑤ 長ねぎをみじん切りにし、フライパンにごま油を熱し、にんにく・しょうがとともに炒める。
⑥ 火が通ったらⒶを加え、表面が煮立ったら火を消す。
⑦ ちんげん菜は 2 cm、黄パプリカは 2 cm の細切りにし、フライパンにオリーブオイルを熱して炒め、塩で味付けをする。
⑧ ③の皿に⑦の付け合せを盛り、鶏肉の上に⑥のたれをかける。

えびのマヨネーズ和え【ヨウ素 1.0 μg】

むきえび	6～8 尾
塩	少々
片栗粉	小さじ 2
サラダ油(揚げ油)	適量
アスパラガス	1 本
Ⓐマヨネーズ	大さじ 1 と 1/2
Ⓐケチャップ	小さじ 1
Ⓐはちみつ	小さじ 1 と 1/2
塩・こしょう	少々

作り方
① えびは背わたを抜き、塩もみをして片栗粉をまぶす。
② 180℃に熱した油で衣に火が通る程度にさっと揚げる。
③ アスパラガスは茹でて斜めに切る。
④ ボールにⒶを合わせ、②③を和える。
⑤ 塩・こしょうで味を調える。

ワンタンスープ【ヨウ素 1.8 μg】

ワンタンの皮	4 枚
にら	1～2 本
卵	1/2 個
中華スープの素	小さじ 1
塩・こしょう	少々
酒	小さじ 1/2
水	1 と 1/2 カップ

作り方
p.129 を参照。

レシピ 3 鶏肉のマスタード焼きセット

栄養量 551kcal　ヨウ素 2.4μg

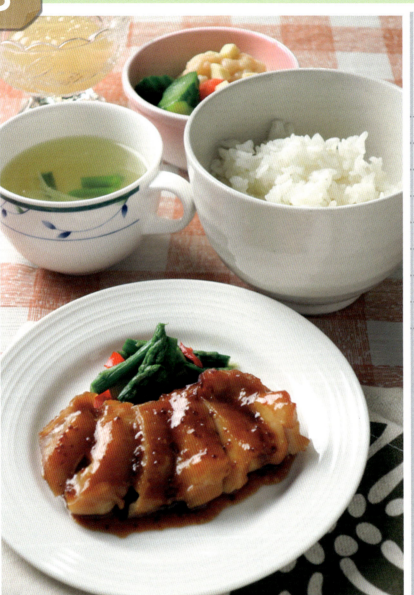

- ▶ ご飯
- ▶ コンソメスープ
- ▶ 鶏肉のマスタード焼き
- ▶ 野菜サラダ
- ▶ りんごゼリー

- 粒マスタードの適度な酸味とはちみつの甘みが程よく、大人にも子どもにも人気の献立です。
- マスタードのたれは焼き野菜にもよく合います。

ヒント 市販のマスタードは増粘多糖類が入っていないものをお選びください。

原材料(各2人前)

鶏肉のマスタード焼き【ヨウ素 0.1 μg】

鶏もも肉	1/2枚(150g程度)
(下味)塩・こしょう	少々
サラダ油	小さじ1
酒	大さじ1
Ⓐしょうゆ	大さじ1
Ⓐはちみつ	小さじ2
Ⓐ粒マスタード	小さじ1
アスパラガス	4本
赤ピーマン	1/2個
サラダ油	小さじ1/2
コンソメ(顆粒)	小さじ1/4
塩・こしょう	少々

作り方

① 鶏もも肉を2等分にし、両面に塩・こしょうをする。
② フライパンにサラダ油を熱し、鶏肉を両面焼く。
③ 酒を入れ、蓋をして弱火で蒸し焼きにする。
④ Ⓐを合わせ、平らな皿にあける。
⑤ 焼きあがった鶏肉をⒶに漬け、両面にたれがなじんだら、肉をフライパンに戻し弱火で焼く(余ったたれもフライパンに入れる)。※焦げやすいのでひっくり返しながら
⑥ たれがよく絡んだら鶏肉を皿に盛り、残ったたれを弱火で煮詰める。
⑦ たれにとろみが付いたら、肉の表面に塗る。
⑧ 付け合せ野菜は食べやすい大きさに切り、フライパンにサラダ油を熱し、炒める。
⑨ コンソメ(顆粒)・塩・こしょうで味付けをし、皿に盛る。

りんごゼリー【ヨウ素 0.0 μg】

りんごジュース	1/2カップ
ゼラチン	小さじ1
砂糖	小さじ2
付)りんご	1/8個
付)砂糖	小さじ1

作り方

① ゼラチンを大さじ1の水(材料外)でふやかす。
② りんごジュースを鍋で加熱し、火を止めて砂糖、①のゼラチンを溶かす。
③ りんごは砂糖を加えた水で茹でて角切りにする。
④ ゼリー型に②のりんごを入れ、①のゼリー液を流し、粗熱を取ったあと冷蔵庫で冷し固める。

野菜サラダ【ヨウ素 2.2 μg】

カリフラワー	8房
トマト	20g
きゅうり	60g
オーロラドレッシング(p.149)	大さじ2

コンソメスープ【ヨウ素 0.1 μg】

玉ねぎ	20g
いんげん	10g
Ⓐコンソメ(顆粒)	小さじ1
Ⓐ塩・こしょう	少々
水	1と1/5カップ

作り方はp.130参照

レシピ 4 豚しゃぶの味噌だれ膳

栄養量 637kcal　ヨウ素 2.4μg

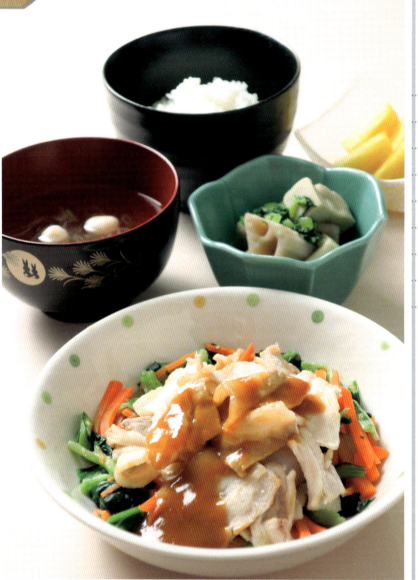

- ご飯
- すまし汁
- 豚しゃぶの味噌だれ
- 高野豆腐の含め煮
- パイナップル

- 豚肉の薄切り(しゃぶしゃぶ用)はさっと湯通しすることで肉の臭みも抜けさっぱり召し上がれます。
- 献立の味噌だれのほかにも「ぽん酢」もお勧めです。

ヒント 麩は赤色着色料を使用していないものをお選びください。

原材料（各2人前）

豚しゃぶの味噌だれ【ヨウ素 0.2 μg】

豚ばら肉	120 g
小松菜	1/3 束 (80 g)
人参	20 g
かつおだし汁	大さじ 3
Ⓐ味噌	小さじ 2
Ⓐ砂糖	小さじ 1
Ⓐみりん	小さじ 1
Ⓐ酢	小さじ 1
Ⓐしょうゆ	少々

作り方

① 小松菜は熱湯で茹で、3 cm 大に切る。
② 人参は千切りにする。
③ 豚ばら肉は 5 cm 大に切り、熱湯にくぐらせる（色が変わるまで十分に）。
④ 小鍋にかつおだし汁を入れ加熱し、Ⓐの材料を加え煮溶かし、煮詰める（多めの分量で作ると作りやすい）。
⑤ 皿に野菜・豚ばら肉を盛り、味噌だれをかける。

手作りぽん酢

しょうゆ	大さじ 3
みりん	大さじ 1
酢	大さじ 1 と 1/2
レモン果汁	1/8 個分

しょうゆ、みりん、酢を鍋で軽く煮立たせて仕上げにレモン果汁を加える。

すまし汁【ヨウ素 1.5 μg】

かつおだし汁	1 と 1/2 カップ
しょうゆ	小さじ 1/4
塩	ひとつまみ (1 g)
長ねぎ	2 cm 分
白玉麩	6 個

作り方

① 鍋にかつおだし汁を入れ、加熱する。
② しょうゆ・塩で味付けをする。
③ 刻んだ長ねぎと白玉麩を入れ、火を止める。

高野豆腐の含め煮【ヨウ素 0.7 μg】

高野豆腐	1/2 個 (10 g)
れんこん	60 g
大根の葉	1/2 本
Ⓐ砂糖	小さじ 1
Ⓐみりん	小さじ 1
Ⓐしょうゆ	小さじ 2
かつおだし汁	3/4 カップ

作り方

① 高野豆腐は熱湯で戻し、軽く水気を切り 2 cm 角に切る。
② れんこんは一口大の乱切りにする。
③ 鍋にかつおだし汁、Ⓐの調味料を加え、①②を入れて落し蓋をして煮汁が減るまで煮付ける。
④ れんこんに火が通ったら大根の葉を加え、再度煮立たせる。
⑤ 小鉢に盛る。

レシピ 5 豚のしょうが焼き膳

栄養量 653kcal　ヨウ素 5.4μg

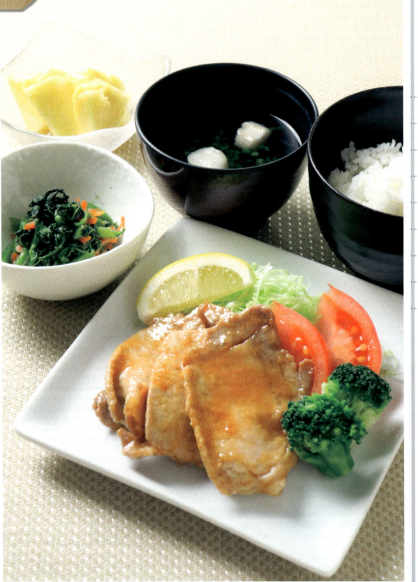

- ▶ご飯
- ▶すまし汁
- ▶豚のしょうが焼き
- ▶青菜のお浸し
- ▶パイナップル

- 少し甘めのしょうがだれに漬け込むことで、豚肉がやわらかくなり、しっかりと味がしみこみます。ご飯がすすむ定番メニューです。
- しょうがだれは牛肉・鶏肉にもよく合います！

原材料(各2人前)

豚のしょうが焼き【ヨウ素 2.2 μg】

豚ももスライス（肩ロースも可）	200 g
（下味）しょうが（おろし）	小さじ 1
（下味）しょうゆ	大さじ 1
（下味）酒	小さじ 1
（下味）砂糖	小さじ 1/2
サラダ油（炒め用）	適量
キャベツ	200 g
トマト	1/4 個
ブロッコリー	2 房
マヨネーズ	小さじ 2

作り方

① しょうがはすりおろし、下味調味料を合わせ、豚もも肉を漬け込む（ビニール袋などに入れ、空気を抜いて 30 分程度）。
② フライパンに油を熱し、漬け込んだ肉を炒める。
③ 皿に千切りキャベツ、トマト、茹でたブロッコリーを盛り、マヨネーズを添える。
④ 焼いた肉を盛る。

青菜のお浸し【ヨウ素 1.7 μg】

ほうれん草	6 茎
人参	10 g
Ⓐ かつおだし汁	大さじ 4
Ⓐ しょうゆ	小さじ 2
Ⓐ みりん	小さじ 1
かつお節	適量

作り方

① ほうれん草は茹でて 3 cm 大に切る。
② 人参は千切りにして茹でる。
③ ボウルにほうれん草、人参、Ⓐの調味料を入れ和える。
④ ③にかつお節を混ぜ、小鉢に盛る。

すまし汁【ヨウ素 1.5 μg】

麩	4 個
万能ねぎ	少々
しょうゆ	小さじ 1/4
塩	ひとつまみ（1 g）
かつおだし汁	1 と 1/2 カップ

作り方は p.127 を参照

レシピ 6 回鍋肉(ホイコーロー)膳

栄養量 673kcal　ヨウ素 1.2μg

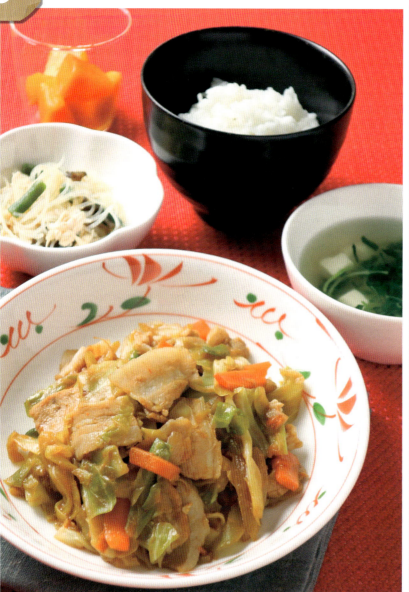

- ご飯
- 中華スープ
- 回鍋肉(ホイコーロー)
- 春雨サラダ
- マンゴー

・野菜をたっぷり使用した味噌炒めです。
・甘辛味噌のしっかりした味付けと軟らかい豚ばら肉の人気のメニューです。

ヒント 和風ドレッシングは市販されているものでも代用できますが、魚介類エキス・増粘多糖類を使用していないものをお選びください。

原材料（各2人前）

回鍋肉（ホイコーロー）【ヨウ素 0.3 μg】

豚ばら肉	100 g
キャベツ	中 5 枚（芯なし）
玉ねぎ	中 1/4 個
人参	20 g
ピーマン	中 1/2 個
サラダ油	小さじ 1
にんにく（おろし）	小さじ 1/2
しょうが（おろし）	小さじ 1/2
Ⓐ豆板醤	小さじ 1/2 弱
Ⓐ味噌	小さじ 2
Ⓐしょうゆ	小さじ 2
Ⓐ酒	小さじ 2
Ⓐ砂糖	小さじ 1
Ⓐ中華スープの素	小さじ 1
片栗粉	小さじ 1/2

作り方
① 豚ばら肉は 5 cm 大、野菜類は食べやすい大きさに切る。
② Ⓐはあらかじめ合わせておく。
③ フライパンに油を熱し、おろしにんにくとしょうがを炒める。
④ フライパンに豚ばら肉を加え火が通るまで炒めたら、野菜を加え炒める。
⑤ ②の調味料を加え全体に均一になるよう炒める。
⑥ 弱火にし、水（材料外）溶き片栗粉を鍋肌より回し入れ、再度炒める（水分が具材になじむ程度）。

春雨サラダ【ヨウ素 0.1 μg】

春雨	20 g
きくらげ	中 2 個
いんげん	2 本
鶏ささみ肉	30 g
和風ドレッシング(p.147)	大さじ 2

作り方
① 春雨は茹でて 10 cm 程に切る。
② きくらげは水で戻し細く切る。
③ いんげんは茹でて 1/3 長に切る。
④ 鶏ささみ肉は塩茹で（材料外）し、手でさく。
⑤ ①〜④を皿に盛り、ドレッシングをかける。

中華スープ【ヨウ素 0.8 μg】

絹ごし豆腐	30 g
豆苗	10 g
Ⓐ中華スープの素	小さじ 1
Ⓐ塩	少々
Ⓐ酒	小さじ 1/2
Ⓐ水	1 と 1/5 カップ

作り方
① 豆腐は 1 cm 大のサイの目に切る。
② 豆苗は 3 cm 大に切る。
③ 鍋にⒶを入れ火にかけ、調味料が溶けたら①と②を加える。
④ 再沸騰したら火を止める。

レシピ 7 ハンバーグセット

栄養量 692kcal　ヨウ素 2.8μg

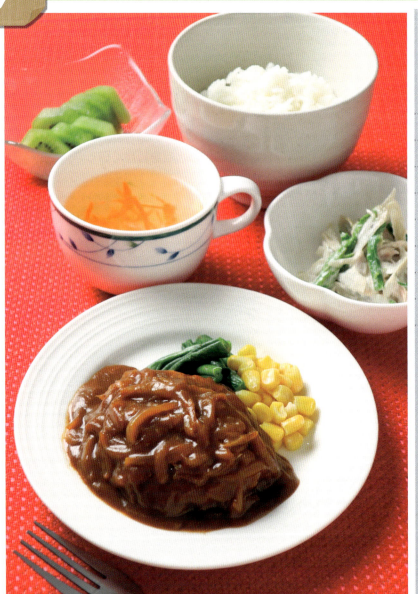

▶ ご飯
▶ コンソメスープ
▶ ハンバーグ
▶ ごぼうサラダ
▶ キウイ

- 肉汁たっぷりのハンバーグです。しっかり玉ねぎを炒めることで甘みが出ます。
- デミグラスソースをかけてボリュームのあるおかずです。

ヒント ハンバーグは制限食材の卵を使用しておりません。

原材料(各2人前)

ハンバーグ【ヨウ素 2.2 μg】

豚ひき肉	80 g
牛ひき肉	40 g
玉ねぎ	1/4 個
ナツメグ	適量(あれば)
塩	少々
パン粉	大さじ 4
牛乳	大さじ 1 強
サラダ油	小さじ 1
Ⓐ玉ねぎ	1/4 個
Ⓐトマトピューレ	大さじ 1
Ⓐデミグラスソース(固形)	1〜2 片
Ⓐコンソメ(顆粒)	少々
Ⓐ水	1/2 カップ
付)いんげん	3、4 本
付)コーン	少々
付)バター	小さじ 1/2

作り方

① 玉ねぎはみじん切りにし、よく炒める。
② ボールに牛乳・パン粉を入れてふやかしておく。
③ ②に①、ひき肉、ナツメグ、塩を加え混ぜる。
④ 俵型にし空気を抜き、中央を軽く凹ませ、フライパンで両面焼く。
⑤ こげ色が付いたら蓋をし、弱火で10分蒸し焼きにする。
⑥ Ⓐの玉ねぎをスライスしフライパンで炒め、Ⓐの調味料を入れ弱火で煮溶かす。
⑦ 付け合せのいんげんは3等分にし、コーンとともにバターを引いたフライパンで炒める。
⑧ 皿にハンバーグを盛り、⑥のソースをかけ、⑦の付け合せを添える。

ごぼうサラダ【ヨウ素 0.5 μg】

ごぼう	1/2 本
アスパラガス	1 本
ツナ缶	1/4
Ⓐマヨネーズ	大さじ 1
Ⓐ酢	小さじ 1
Ⓐ砂糖	小さじ 1/2
Ⓐすりごま	小さじ 1/2

作り方

① ごぼうはささがきにし水にさらしてアクを抜いた後、茹でる。
② アスパラガスは茹でて斜めに切る。
③ ボールにⒶを入れ合わせ、ごぼう、アスパラガス、ツナを加えよく和える。

コンソメスープ【ヨウ素 0.1 μg】

人参	10 g
セロリ	20 g
コンソメ	小さじ 1
塩・こしょう	少々
水	1 と 1/5 カップ

作り方は p.130 を参照

レシピ 8 — 油淋鶏膳（ユーリンチー）

栄養量 650kcal　ヨウ素 1.3μg

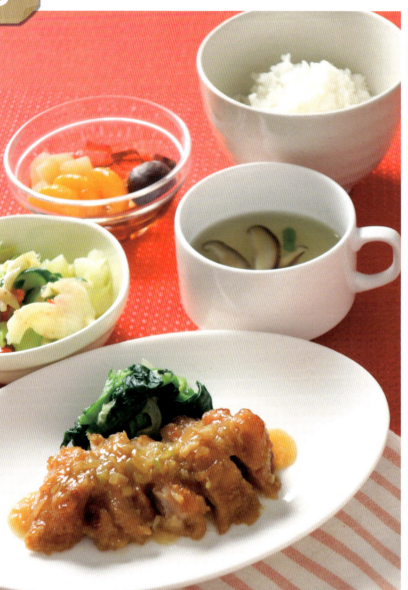

- ▶ ご飯
- ▶ 中華スープ
- ▶ 油淋鶏（揚げ鶏の香味ソース）
- ▶ 野菜サラダ
- ▶ あんみつ

・カラリと揚げた鶏肉の衣が、香味野菜の甘辛のたれを含んでジューシーでさっぱりとした人気の中華メニューです。

ヒント あんみつは寒天の代わりにゼラチンを使用してます。

原材料(各2人前)

油淋鶏【ヨウ素 1.3 μg】

鶏もも肉	1/2 枚(150 g)
(下味)しょうゆ	小さじ 2
(下味)酒	小さじ 1
(下味)しょうが(おろし)	小さじ 1/2
片栗粉	大さじ 2
サラダ油(揚げ油)	適量
長ねぎ	20 g
しょうが(おろし)	小さじ 1/2
Ⓐ中華スープの素	小さじ 1
Ⓐしょうゆ	小さじ 2
Ⓐ砂糖	小さじ 1
Ⓐ水	1/4 カップ(50 ml)
ちんげん菜	中 4 枚
玉ねぎ	中 1/4 個
しょうゆ	小さじ 1/2
ごま油	少々

作り方
① 鶏もも肉を2等分する
② 鶏もも肉を下味調味料に1時間漬け込む。
③ 片栗粉を両面にまぶし、180℃に熱した油できつね色になるまで揚げる。
④ 長ねぎはみじん切りにする。
⑤ しょうがと長ねぎを炒め、火が通ったらⒶを加え煮詰める。
⑥ 揚げた鶏もも肉を食べやすい大きさに切り皿に盛る。
⑦ ⑤のたれを鶏肉全体にかける。
⑧ ちんげん菜はざく切り、玉ねぎはスライスし、フライパンにごま油を熱し炒め、しょうゆで味を付ける。
⑨ 皿に付け合せを添える。

野菜サラダ【ヨウ素 0.0 μg】

キャベツ	大 2 枚(芯なし)
きゅうり	中 1/4 本
赤ピーマン	1/4 個
Ⓐ酢	大さじ 1
Ⓐ砂糖	小さじ 2
Ⓐしょうゆ	小さじ 1
Ⓐごま油	小さじ 1/2
Ⓐすりごま	小さじ 1/4

作り方
① キャベツはざく切り、赤ピーマンは細切りにし熱湯でさっと茹でる。
② きゅうりはスライスし、①と合わせて小鉢に盛る。
③ Ⓐを合わせて小鉢にかける。

中華スープ【ヨウ素 0.0 μg】

しいたけ	1 個
いんげん	1 本
Ⓐ中華スープの素	小さじ 1
Ⓐ塩	少々
Ⓐ酒	小さじ 1/2
水	1 と 1/5 カップ

作り方
① しいたけはスライス、いんげんは2cm大に切る。
② 鍋に水を入れ火にかけて①を入れる。
③ しいたけ、いんげんに火が通ったらⒶを加え味を付ける。

あんみつ【ヨウ素 0.0 μg】

作り方は p.140 を参照

| レシピ 9 | タンドリーチキンセット | 栄養量 627kcal | ヨウ素 12.0 μg |

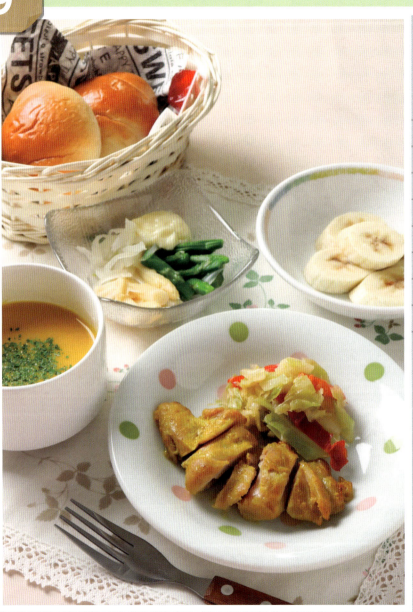

▶ロールパン（イチゴジャム）
▶パンプキンスープ
▶タンドリーチキン
▶アスパラガスサラダ
▶バナナ

- カレーの風味が食欲をそそります。ヨーグルトと合わせて肉を漬けこむことで肉がやわらかくなります。
- ガラムマサラは血行促進、抗酸化作用、胃腸や肝機能を高める効能があります。
- ターメリック・ガラムマサラの代わりにカレー粉（小さじ1/3）でも代用できます。

ヒント タンドリーチキン・パンプキンスープに含まれる乳製品は合わせて1日分換算です。

原材料（各2人前）

タンドリーチキン【ヨウ素 2.8 μg】

鶏もも肉	1枚（150g程）
Ⓐターメリック	少々
Ⓐガラムマサラ	少々
Ⓐ塩	小さじ1/3
Ⓐ砂糖	小さじ1/3
Ⓐコンソメ（顆粒）	小さじ1
Ⓐヨーグルト（無糖）	大さじ3
サラダ油	大さじ1
付）キャベツ	中2枚（葉のみ）
付）玉ねぎ	中1/8個
付）赤ピーマン	1/4個
付）サラダ油	小さじ1/2
付）塩・こしょう	少々

▶作り方

① 鶏もも肉を2等分し、両面にフォークで5、6か所ずつ穴を空ける。
② Ⓐの材料を合わせる。
③ 鶏もも肉の両面に②を満遍なく塗り、ラップで包み、冷蔵庫で30分冷す。
④ フライパンにサラダ油を熱し、両面に焼き色がついた後、蓋をして弱火にし蒸し焼きにする。
⑤ 中まで火が通ったら、一口大に切り皿に盛る。
⑥ キャベツ・玉ねぎ・赤ピーマンは細切りにする。
⑦ フライパンにサラダ油を熱し、野菜を炒め、塩・こしょうで味付けし盛る。

パンプキンスープ【ヨウ素 8.2 μg】

かぼちゃ（種皮なし）	1/10個（160g）
Ⓐ牛乳	1/2カップ
Ⓐ水	1/2カップ
Ⓐ生クリーム	小さじ2
Ⓐコンソメ（顆粒）	小さじ1/2
塩・こしょう	少々
パセリ（乾燥）	適量

▶作り方

① かぼちゃは種皮を取り、やわらかくなるまで茹で、ザルで裏ごしする。
② 鍋にⒶを入れ弱火で調味料を煮溶かす。
③ かぼちゃを入れ、ヘラでなべ底が焦げないよう混ぜながら加熱する。
④ 塩・こしょうで味を調えてから火を消し、器に盛る。
⑤ パセリを振り掛ける。

※1人前につき、牛乳1/2量を含みます。

アスパラガスサラダ【ヨウ素 1.0 μg】

グリーンアスパラガス	4本
ホワイトアスパラガス（缶）	4本
玉ねぎ	1/4個
マヨネーズ	大さじ1と1/2

▶作り方

① グリーンアスパラガスは茹でて3等分、ホワイトアスパラガスも水気を切り3等分にする。
② 玉ねぎはスライスし、熱湯にさっとくぐらせる。
③ 野菜を小鉢に盛り、マヨネーズを添える。

レシピ 10
青椒肉絲膳（チンジャオロースー）

栄養量 603kcal　ヨウ素 2.2μg

▶ ご飯
▶ 酸辣湯（サンラータン）
▶ 青椒肉絲（チンジャオロースー）
▶ 塩ナムル
▶ 愛玉子風レモンゼリー（オーギョーチー）

- 細切りにした牛肉とシャキシャキの細切り野菜は味が染みやすく、とろみがついているので、ご飯や麺に乗せてもよく合う1品です。お好みで酢をかけても美味しいです。
- デザートはさっぱり味の愛玉子風レモンゼリー（オーギョーチー）です。

原材料(各2人前)

青椒肉絲【ヨウ素 0.1 μg】

牛肩ロース	100 g
(下味)塩・こしょう	少々
(下味)酒	小さじ 1/2
片栗粉	小さじ 2
たけのこ	50 g
緑ピーマン	中 1/2 個
黄ピーマン	中 1/4 個
赤ピーマン	中 1/4 個
長ねぎ	10 cm
サラダ油	小さじ 1
Ⓐ砂糖	小さじ 1/2
Ⓐしょうゆ	小さじ 2
Ⓐこしょう	少々
Ⓐ酒	小さじ 2
Ⓐ水	大さじ 1
片栗粉	小さじ 1 と 1/2

作り方
① 牛肉を細く切り、下味をつけ片栗粉をまぶす。
② たけのこ・3色のピーマン・長ねぎは細長く切る。
③ Ⓐはあらかじめ合わせておく。
④ フライパンに油を熱し、牛肉・野菜類の順で炒める。
⑤ 火が通ったら、Ⓐを全体に入れ炒める。
⑥ 片栗粉を同量の水(材料外)で溶き、鍋肌に流し入れなじむように炒める。

酸辣湯【ヨウ素 1.9 μg】

材料・作り方は p.128 を参照
※1人前につき卵を 1/4 個分含みます。

塩ナムル【ヨウ素 0.2 μg】

もやし	1/3 袋
きゅうり	1/2 本
長ねぎ	5 cm
Ⓐ塩	小さじ 1/4
Ⓐこしょう	少々
Ⓐにんにく(おろし)	小さじ 1/4
Ⓐ中華スープの素	小さじ 1/4
ごま油	小さじ 1/2

作り方
① もやしは茹でてよく水気を切る。
② きゅうりは千切りにする。長ねぎはみじん切りにする。
③ ボールにもやし、きゅうり、長ねぎ、Ⓐの調味料を入れ、軽く揉みながら和える。
④ ごま油を加えよく混ぜ、小鉢に盛る。

愛玉子風レモンゼリー【ヨウ素 0.0 μg】

Ⓐ砂糖	小さじ 2
Ⓐ水	120 ml
Ⓐレモン果汁	小さじ 4
Ⓐ粉ゼラチン	大さじ 1/2
Ⓑ砂糖	大さじ 1 と 1/2
Ⓑ水	1/4 カップ
レモン	スライス 2 枚
クコの実	4 粒

作り方は p.139 を参照

レシピ 11
油麩(あぶらふ)の鶏すき風煮込み膳

栄養量 585kcal ／ ヨウ素 4.9μg

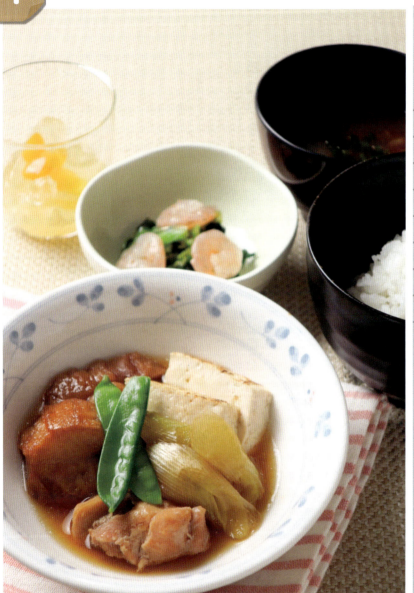

- ▶ ご飯
- ▶ 赤だし汁
- ▶ 油麩(あぶらふ)の鶏すき風煮込み
- ▶ 小松菜のごま和え
- ▶ はちみつしょうがゼリー

・鶏すき風煮込みはご飯に乗せて鶏すき風煮込み丼にしても美味しいメニューです。

原材料（各2人前）

油麩の鶏すき風煮込み【ヨウ素 3.2 μg】

油麩	20 g
焼き豆腐	1/3丁（100 g）
長ねぎ	1/2本
鶏もも肉	50 g
Ⓐかつおだし汁	3/4カップ
Ⓐしょうゆ	大さじ1
Ⓐ酒	大さじ1
Ⓐ砂糖	小さじ2と1/2
Ⓐみりん	小さじ1
絹さや	4枚

作り方
① 油麩は熱湯で油抜きし、ザルで水気を切った後、4枚に切る。
② 焼き豆腐は水抜きし、一口大に切る。
③ 長ねぎは斜め切り、鶏もも肉は一口大に切る。
④ 鍋にⒶを入れ弱火で加熱する。
⑤ 調味料がよく温まったら、鶏もも肉を加え、中まで火が通るよう煮る。
⑥ 鶏もも肉に火が通ったら、油麩、豆腐、長ねぎを足し、弱火にして煮汁が半分量になるまで煮込む。
⑦ 皿に盛り、茹でた絹さやを飾る。

赤だし汁【ヨウ素 1.7 μg】

玉ねぎ	20 g
万能ねぎ	10 g
赤だし味噌	小さじ2
かつおだし汁	1と1/2カップ

作り方はp.131を参照

小松菜のごま和え【ヨウ素 0.0 μg】

むきえび	小6尾
小松菜	1/2束
Ⓐ砂糖	小さじ2
Ⓐしょうゆ	小さじ2
Ⓐみりん	小さじ1/2
Ⓐすりごま	小さじ2

作り方
① むきえびは茹でて、水気を切る。
② 小松菜は茹でて水気を切り3cm大に切る。
③ Ⓐを合わせて、むきえび・小松菜を和える。
④ 小鉢に盛る。

はちみつしょうがゼリー【ヨウ素 0.0 μg】

はちみつ	大さじ1
レモン（果汁）	小さじ2
しょうが（おろし）	小さじ1/2
水	1/2カップ
粉ゼラチン	小さじ1
黄桃（缶詰）	20 g

作り方
① 粉ゼラチンを材料内の水のうち大さじ1を使いふやかす。
② 鍋に残りのはちみつ、レモン、しょうが、水を加え、弱火で煮溶かす。
③ 溶けたら火を止め、①を混ぜながら溶かす。
④ 器に流し粗熱を取り、冷蔵庫で冷し固める。
⑤ ゼリーを型から抜き1cm大のサイコロ状に切る。
⑥ 器に盛り、小さく切った黄桃を乗せる。

甲状腺専門・伊藤病院がおくるヨウ素制限食レシピ

レシピ
お魚料理レシピ

レシピ 12 鯖の山椒焼き膳

栄養量 586kcal　ヨウ素 18.5μg

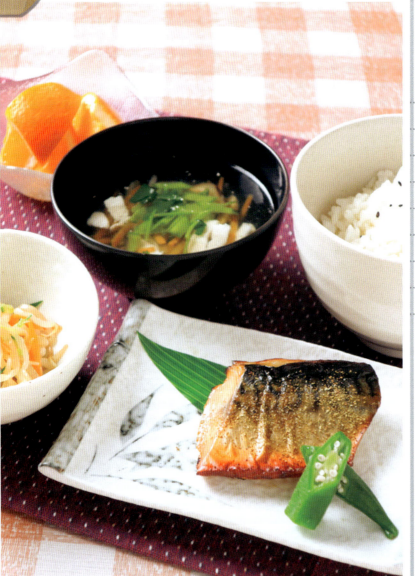

▶ご飯（ごま塩付き）
▶沢煮椀
▶鯖の山椒焼き
▶もやしの香り和え
▶いよかん

- 脂がのった鯖はピリッと辛味がきいた山椒をかけることで、脂の甘みを感じてとても美味しくお召し上がりいただけます。
- 鯖はお肉に変えても美味しくお召し上がりいただけます！
- 山椒は整腸作用、殺菌作用のほか、血液をサラサラにする効果も期待できます。

原材料（各2人前）

鯖の山椒焼き【ヨウ素 15.8 μg】

鯖	片身（150 g）
（下味）酒	小さじ1
（下味）しょうゆ	小さじ2
（下味）みりん	小さじ1
サラダ油	小さじ1
塩	少々
山椒	少々
付）オクラ	2本
付）塩	少々

作り方

① 鯖を2等分し、バット（平らな皿で可）に乗せ、あらかじめ混ぜておいた下味調味料に漬けこむ。
② フライパンでサラダ油を熱し、①を皮目から焼く。
③ 焼き色が付いたらひっくり返し蓋をして弱火にし、蒸し焼きにする。
④ 火が通ったら塩・山椒を振り、火を止める。
⑤ オクラは熱湯で茹で、塩を振り2等分する。
⑥ 皿に④⑤を盛る。

※1人前につき魚1回量を含みます。

沢煮椀【ヨウ素 1.6 μg】

ごぼう	10 g
人参	10 g
絹さや	4枚
三つ葉	10 g
干ししいたけ	1/2個
豚ばら肉	20 g
しょうゆ	小さじ1/2
塩	少々
かつおだし汁	1と1/2カップ

作り方は p.127 を参照

もやしの香り和え【ヨウ素 1.1 μg】

もやし	1/3袋（100 g）
きゅうり	中1/4
人参	20 g
Ⓐしょうが（おろし）	小さじ1/3
Ⓐしょうゆ	小さじ2
Ⓐごま油	小さじ1/2
Ⓐ中華スープの素	小さじ1/2

作り方

① きゅうり、人参は千切りにする。
② もやし、人参は茹でる。
③ Ⓐを合わせる。
④ 野菜をⒶで和え、小鉢に盛る。

お魚料理レシピ　レシピ12　鯖の山椒焼き膳

鯛の竜田揚げ香味ソース膳

栄養量 612kcal
ヨウ素 5.4μg

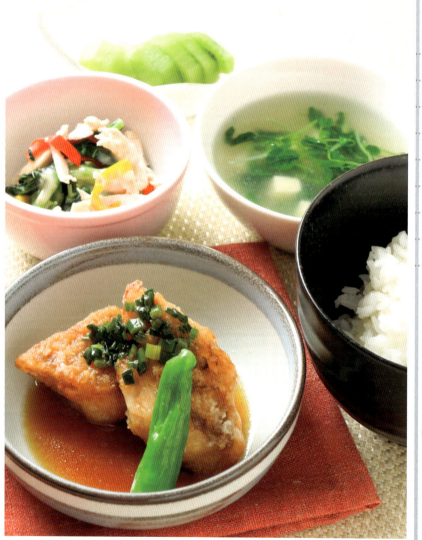

▶ ご飯
▶ 中華風とろみスープ
▶ 鯛の竜田揚げ香味ソース
▶ 小松菜マリネ
▶ キウイ

- 鯛はヨウ素含有量が低く、焼いても煮ても美味しい白身魚です。
- 身が肉厚で淡白な味のため、酸味のある濃い目の香味ソースがよく合う料理です。

ヒント 竜田揚げは、その他の摂取可能な魚種での調理もおすすめです。

原材料(各2人前)

鯛の竜田揚げ香味ソース【ヨウ素 3.7 μg】

鯛	2切(120g程度)
(下味)酒	小さじ2
(下味)しょうゆ	小さじ2
(下味)しょうが(おろし)	小さじ1/2
片栗粉	大さじ2
サラダ油(揚げ油)	適量
Ⓐわけぎねぎ	20g
Ⓐ砂糖	小さじ1と1/2
Ⓐしょうゆ	小さじ2
Ⓐ酢	大さじ1強
Ⓐごま油	小さじ1
(付)ししとう	2本
(付)塩	適量

作り方
① 下味調味料を混ぜ、鯛の両面を漬けこむ。
② 片栗粉を両面にまぶし、180℃の油で揚げる。
③ ししとうは表面に2か所楊枝で穴を開け、油で揚げ塩を振る。
④ 鍋にⒶを加え、砂糖が溶けるまで弱火で加熱する。
⑤ 皿に、揚げた鯛・ししとうを盛り、④の香味ソースを全体にかける。

※1人前につき魚1回量を含みます。

中華風とろみスープ【ヨウ素 0.5 μg】

豆苗	1/4袋
絹ごし豆腐	1/10丁(20g)
中華スープの素	小さじ1/2
水	1と1/2カップ
塩・こしょう	適量
片栗粉	小さじ1/2

作り方
① 豆腐は1cm角、豆苗は3cm幅に切る。
② 鍋に水を入れ沸騰させたら、中華スープの素を入れ、溶けたら豆腐・豆苗を加える。
③ 塩・こしょうで味を調え、水溶き片栗粉(水は材料外)を加える。

※豆苗の替わりに、生のレタスを食べる直前に加えるとシャキシャキした食感が美味しいスープができます。

小松菜マリネ【ヨウ素 1.2 μg】

小松菜	1/2束
鶏ささみ肉	40g
赤パプリカ	1/2個
黄パプリカ	1/2個
マリネドレッシング(p.148)	大さじ1と1/2

作り方
① 小松菜は茹で、3cm大に切る。
② 鶏ささみ肉は茹でて裂く。
③ パプリカは細く切る。
④ ボールに①〜③を入れマリネドレッシングで和える。

レシピ 14 鯖の味噌煮膳

栄養量 681kcal　ヨウ素 17.1μg

- ご飯
- すまし汁
- 鯖の味噌煮
- 黄身酢和え
- オレンジゼリー

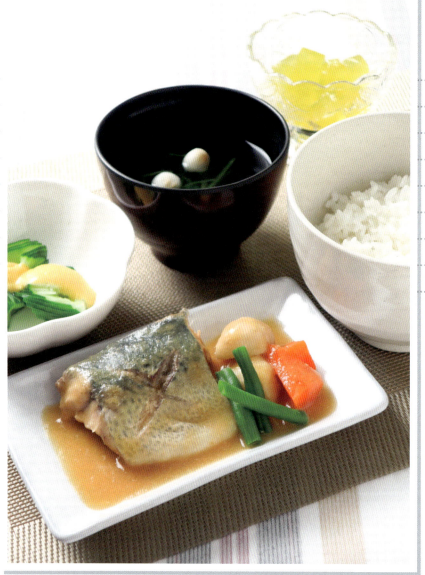

- 魚の味噌煮の煮汁はそのままだと水分が多いため、仕上げに煮汁のみを鍋で煮詰めることで、濃厚な味になります。煮汁は分量を変えず、他の魚(さんまやいわし)でもおすすめです。
- 千切りしょうが(材料外)や柚子皮を添えるとさらに風味が増します。

原材料(各2人前)

鯖の味噌煮【ヨウ素 13.2 μg】

鯖	大1尾
しょうが(おろし)	小さじ 1/2
Ⓐ味噌	小さじ 2
Ⓐ砂糖	小さじ 1/2
Ⓐしょうゆ	小さじ 1/2
Ⓐ酒	小さじ 1/2
Ⓐかつおだし汁	1/2 カップ
里芋	2 個
人参	20 g
いんげん	3 本

作り方
① 鯖の両面に熱湯(材料外)をかけ、臭みを抜く。
② 小さめの鍋にⒶ、しょうが、鯖、一口大に切った里芋、人参を入れ火が通るまで弱火で煮込む。
③ 鯖と里芋、人参と茹でたいんげんを先に皿に盛り、残った煮汁は軽くとろみがつくまで煮込む。
④ 煮汁を③の魚全体にかかるように盛る。

※1人前につき魚1回量を含みます。

すまし汁【ヨウ素 1.5 μg】

白玉麩	4 個
三つ葉	少々
しょうゆ	小さじ 1/4
塩	少々
かつおだし汁	1 と 1/2 カップ

作り方は p.127 を参照

黄身酢和え【ヨウ素 2.4 μg】

きゅうり	1/2 本
鶏ささみ肉	40 g
Ⓐ酢	小さじ 1 と 1/2
Ⓐ塩	少々
Ⓐ砂糖	少々
Ⓐみりん	小さじ 1/2
Ⓐ卵黄	1/2 個分
Ⓐかつおだし汁	小さじ 1 と 1/2

作り方
① きゅうりを食べやすい大きさにし、ささみ肉は茹でて裂く(きゅうりは蛇腹切りにすると黄身酢となじみやすい)。
② 小さめの鍋にⒶの調味料を入れ弱火にかけよく混ぜる。
③ 滑らかになったら火を止め冷蔵庫で冷す。
④ ①を小鉢に盛り、③の黄身酢をかける。

※1人前につき卵1/4量を含みます。

オレンジゼリー【ヨウ素 0.0 μg】

オレンジジュース	1 カップ
みかん缶詰	6 粒
砂糖	小さじ 2
粉ゼラチン	大さじ 1/2

作り方は p.141 を参照

レシピ 15 舌平目のカレー焼きセット

栄養量 608kcal　ヨウ素 8.7μg

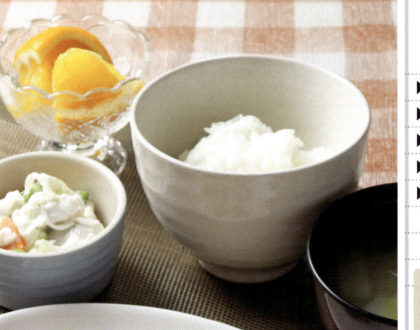

▶ ご飯
▶ 味噌汁
▶ 舌平目のカレー焼き
▶ 里芋サラダ
▶ はっさく

- 淡白な白身魚がサクサクのカレー粉の衣をまといパンにもご飯にも合う味付けです。
- 辛すぎずスパイシーな味で食欲をそそる献立です。

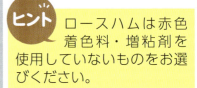

ヒント ロースハムは赤色着色料・増粘剤を使用していないものをお選びください。

原材料(各2人前)

舌平目のカレー焼き【ヨウ素 6.0 μg】

舌平目	切り身 2 枚
(下味)塩	少々
サラダ油	小さじ 1
❶カレー粉	小さじ 1/3
❶小麦粉	大さじ 1
❶塩	少々
サラダ油	小さじ 1
バター	小さじ 1
付)もやし	100 g
付)ピーマン	中 1/4 個
付)人参	20 g
付)しょうゆ	小さじ 1
付)塩・こしょう	少々
付)バター	小さじ 1/2

作り方

① 舌平目に塩で下味をつける。
② フライパンに油をひき、火が通るまで両面焼く。
③ 火が通ったら、一度火からおろし、❶を合わせたものを両面にまぶす。
④ フライパンに油・バターを入れ加熱し、バターが溶けたら③の表面に火が通るよう、ひっくり返しながら焼く。
⑤ 付け合せのピーマン、人参は細く切る。
⑥ フライパンにバターを入れ、溶けたら、⑤の野菜ともやしを炒め、塩・こしょうで味を調える。

※1人前につき魚1回量を含みます。

里芋サラダ【ヨウ素 1.2 μg】

里芋	小 4 個
玉ねぎ	中 1/8 個
人参	20 g
ロースハム	1 枚
マヨネーズ	大さじ 1 と 1/2
塩・こしょう	適量

作り方

① 里芋は皮をむき、やわらかくなるまで茹でて 2 等分する。
② 玉ねぎ、人参は細く切り、やわらかくなるまで茹でる。
③ ロースハムは 2 等分し 5 mm の細さに切る。
④ ①〜③をマヨネーズで和え、塩・こしょうで味を調える。

味噌汁【ヨウ素 1.5 μg】

しめじ	20 g
玉ねぎ	20 g
味噌	小さじ 2
かつおだし汁	1 と 1/2 カップ

作り方は p.131 を参照

レシピ 16 鮭のちゃんちゃん焼き膳

栄養量 692kcal　ヨウ素 6.1μg

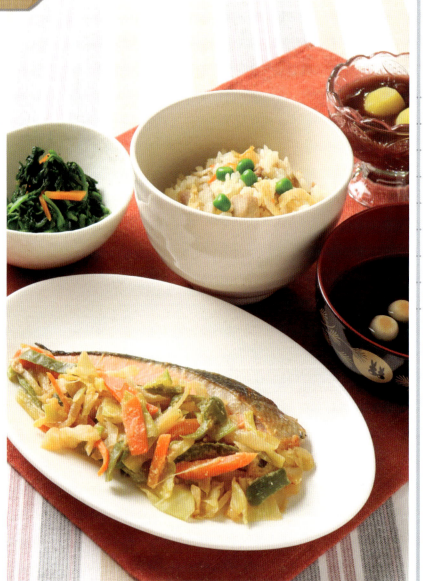

▶かしわ飯
▶すまし汁
▶鮭のちゃんちゃん焼き
▶春菊のからし和え
▶栗ぜんざい

- ちゃんちゃん焼きは鮭を肉類（鶏・豚など）に変えても美味しくお召し上がりいただけます。

原材料(各2人前)

鮭のちゃんちゃん焼き【ヨウ素 4.4 μg】

鮭	2切
(下味) 塩	少々
キャベツ	1枚(芯は除く)
玉ねぎ	1/4個
人参	20g
ピーマン	1/2個
Ⓐ味噌(あれば赤味噌)	小さじ2
Ⓐ塩	少々
Ⓐみりん	小さじ1/2
Ⓐ酒	大さじ1
バター	10g

作り方
① 鮭は塩を振り、下味をつける。
② キャベツ、玉ねぎ、人参、ピーマンはざく切りにする。
③ フライパンに鮭を乗せ、皮目から焼き両面に焼き色をつける。
④ 鮭の周りに野菜を乗せ、バターを落として蓋をし、蒸し焼きにする。
⑤ Ⓐの調味料はあらかじめ合わせておき、鮭と野菜に火が通ったら野菜にかけながら炒める。
⑥ 皿に鮭を盛り、野菜を鮭の上に盛る。

※召し上がる際は、鮭をくずして野菜と混ぜながらお召し上がりください。
※1人前につき魚1回量を含みます。

かしわ飯【ヨウ素 0.0 μg】
p.117 を参照

春菊のからし和え【ヨウ素 0.1 μg】

春菊	1袋分
人参	10g
しょうゆ	小さじ2
みりん	小さじ1/2
かつおだし汁	大さじ1
練りからし	お好み

作り方は「青菜のからし和え」(p.137)参照

すまし汁【ヨウ素 1.6 μg】
p.127 を参照

栗ぜんざい【ヨウ素 0.0 μg】

栗のシロップ漬け	4個
ゆであずき	100g
砂糖	小さじ2
水	1/4カップ

作り方
① 鍋にゆであずき・砂糖・水を入れ煮立てる(お好みで砂糖を調整)。
② 器に盛り、栗を乗せる。

レシピ 17　海鮮チリソース膳

栄養量 639kcal　ヨウ素 8.1μg

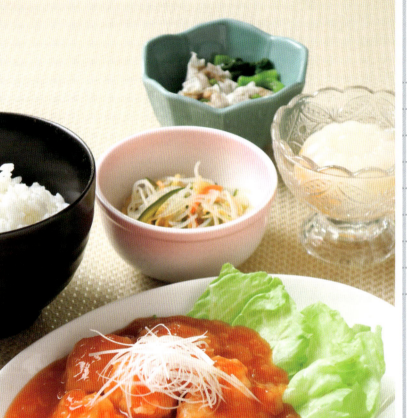

▶ご飯
▶海鮮チリソース
▶拌三絲（春雨サラダ）　バンサンスー
▶焼売
▶カルピスゼリー

ヒント　制限食材のいかを使わず、海老の量を増やして調理するのもおすすめです。

原材料（各2人前）

海鮮チリソース【ヨウ素 5.5 μg】

むきえび(中)	6尾
いか	60 g
卵	1/2 個
片栗粉	大さじ1
サラダ油(揚げ用)	適量
長ねぎ	40 g (15 cm 幅)
しょうが(おろし)	小さじ 1/2
にんにく(おろし)	小さじ 1/2
Ⓐ水	1/2 カップ
Ⓐ豆板醤	適量
Ⓐケチャップ	大さじ 1 と 1/2
Ⓐ酒	小さじ 2
Ⓐ砂糖	小さじ 1
Ⓐしょうゆ	小さじ 1
Ⓐ中華スープの素	小さじ 1/3
サラダ油	大さじ 1
レタス	適量

作り方
① えびは背わたをとり、酒(材料外)で軽くもみ、臭みをとる。いかは一口大にし、表面を鹿の子切りにする。
② ボールに卵と片栗粉を合わせ、①のえび・いかに衣をつける。
③ サラダ油を180℃に熱し、②を揚げる。
④ 長ねぎは外側(10 g)を千切り、内側(30 g)をみじん切りにする。
⑤ フライパンに油を熱し、みじん切りにした長ねぎとしょうが・にんにくを炒める。香りが出たらⒶを加えよく合わせる。
⑥ ⑤に③のえび・いかを入れ和えた後、水溶き片栗粉(材料外)でとろみをつける。
⑦ レタスをひいた皿の上に盛る。

※1人前につき卵少量を含みます。

拌三絲(春雨サラダ)【ヨウ素 1.2 μg】

春雨(乾燥)	10 g
卵	1/4 個
サラダ油	小さじ 1/2
きゅうり	30 g
人参	10 g
Ⓐ砂糖	小さじ 1
Ⓐ酢	小さじ 4
Ⓐしょうゆ	小さじ 2
Ⓐごま油	小さじ 1/4

作り方
① 春雨は湯で戻し食べやすい大きさに切る。
② 卵は溶いてフライパンで薄焼きにし、錦糸状に切る。
③ 人参は千切りにし、湯がく。
④ きゅうりは千切りにする。
⑤ Ⓐの調味料を合わせ、①〜④を和える。

※1人前につき卵少量を含みます。

焼売【ヨウ素 0.2 μg】

肉焼売	6個
ちんげん菜	1/3 株
しょうゆ	小さじ 1

カルピスゼリー【ヨウ素 1.2 μg】

カルピス(原液)	1/4 カップ
水	1/2 カップ
粉ゼラチン	小さじ 1
黄桃缶	20 g 程度

作り方は p.141 を参照

レシピ 18 鯖の南部焼き膳

栄養量 620kcal　ヨウ素 13.9μg

少量

▶ ご飯
▶ 鯖の南部焼き
▶ 野菜の旨煮
▶ オクラのおかか和え
▶ いよかん

- 南部焼きとは、下味を付けた肉・魚にごまをまぶして焼く料理です。
- 焼き目の付いたごまは見た目にもきれいで、味も香ばしくとても美味しいです。

ヒント 付け合せのゆかりは、こんぶ粉末が含まれているものもありますので原材料をご確認ください。

原材料（各2人前）

鯖の南部焼き【ヨウ素 12.8 μg】

鯖	2切
(下味)みりん	小さじ2
(下味)しょうゆ	大さじ1
小麦粉	小さじ1
サラダ油	適量(フライパン時)
卵白	1/2個分
白ごま	小さじ1
黒ごま	小さじ1
付)菜の花	1本
付)塩	少々
付)ゆかり	小さじ1/2

作り方

① 下味調味料を合わせ、鯖の両面を浸す(30分置くとよい)。
② 小麦粉を鯖の両面にまぶし、油をひいたフライパンで両面焼く(魚用グリルでも可)。
③ 火が通ったら、一度火からおろし、皮目に卵白を塗る。
④ 卵白が乾く前にごまをバランスよく振る。
⑤ ごま面を上にして表面に焼き色が付くまで焼く。
⑥ 付け合せの菜の花は茹でて食べやすい長さに切る。
⑦ ⑥をゆかりで和え、塩で味を調える。

※1人前につき魚1回量と卵少量を含みます

野菜の旨煮【ヨウ素 0.6 μg】

かぶ	1個
れんこん	40g
人参	20g
かつおだし汁	1/2カップ
Ⓐ砂糖	小さじ2
Ⓐしょうゆ	小さじ1
Ⓐみりん	小さじ1
銀杏(水煮)	4粒
いんげん	適量

作り方

① かぶ、れんこん、人参は皮をむき、食べやすい大きさに乱切りする。
② 鍋にかつおだし汁を入れ、れんこん、人参を茹でる。時間をずらしかぶを加える。
③ Ⓐの調味料を加え弱火にし、煮付ける。
④ 銀杏、下茹でしたいんげんを加え、軽く混ぜたら火を止める。

オクラのおかか和え【ヨウ素 0.5 μg】

オクラ	4本
しょうゆ	小さじ1
かつおだし汁	大さじ1
かつお節	少々

作り方

① オクラは茹でて1cm幅に刻む。
② かつおだし汁としょうゆを合わせ、オクラ、かつお節と和える。

レシピ 19 まぐろの香り焼き膳

栄養量 558kcal　ヨウ素 12.8μg

▶きのこご飯
▶ひやむぎの吸い物
▶まぐろの香り焼き
▶人参しりしり
▶フルーツポンチ

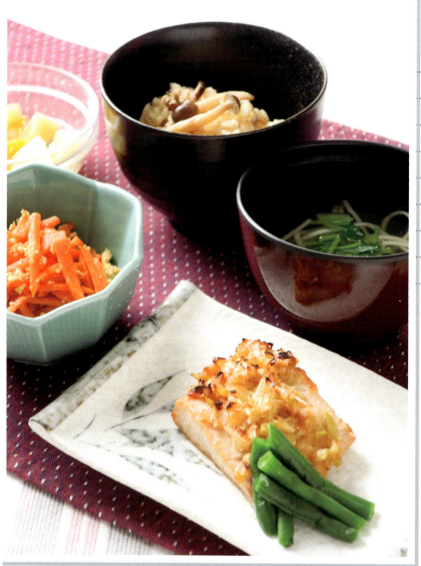

- 香味野菜が食欲をそそり、ご飯がすすみます。こんがり焼けた表面のねぎがシャキシャキし風味もよいおかずです。
- 人参しりしりは沖縄料理で、素材の甘みが引き立つ一品です。

ヒント 人参しりしりは、制限食材の卵に変えて豚肉などを使ってもおすすめです！

原材料(各2人前)

まぐろの香り焼き【ヨウ素 8.5 μg】

まぐろ	160 g
(下味)にんにく(おろし)	小さじ 1/2
(下味)しょうが(おろし)	小さじ 2
(下味)長ねぎ	白い部分 1/2
(下味)酒	小さじ 2
(下味)しょうゆ	大さじ 1
(付)いんげん	4～5 本
塩	適量

作り方
① 長ねぎはみじん切りにする。
② ①とにんにく・しょうがを酒・しょうゆと合わせ、まぐろを両面漬ける。
③ 魚焼きグリルを加熱し、皮目を上にして中火でよく焼く(漬けだれに残った長ねぎはとっておく)。
④ 中まで火が通ったら、③の長ねぎを皮目に乗せ、表面がカリっとするまで焼く。
⑤ 付け合せのいんげんは茹でて食べやすい大きさに切り、塩で味付けをする。

※1人前につき魚1回量を含みます。

ひやむぎの吸い物【ヨウ素 0.0 μg】

乾燥ひやむぎ	30 g
三つ葉	10 g
塩	ひとつまみ(1g)
しょうゆ	小さじ 1/4
かつおだし汁	1 と 1/2 カップ

作り方
① ひやむぎは2等分に折り、下茹でする。
② 三つ葉は2cm大に切る。
③ すまし汁(p.127)に①と②を入れる。

きのこご飯【ヨウ素 1.1 μg】

米	1 合
まいたけ、しめじ	各々 20 g
干ししいたけ	1/2 個
油揚げ	1/8 枚(10 g)
Ⓐしょうゆ、酒	各々大さじ 1
Ⓐかつおだし汁	180 ml
Ⓐ塩	少々

作り方
① 干ししいたけは水で戻しスライスする。
② まいたけ・しめじは手でほぐす。
③ 油揚げは千切りにする。
④ 炊飯器に研いだ米とⒶを入れ、きのこ3種と油揚げを上に乗せ、混ぜずに炊飯する。
⑤ 炊き上がったらふっくらと混ぜる。

人参しりしり【ヨウ素 1.7 μg】

人参	中 1 本
卵	1/2 個
サラダ油	小さじ 1/2
Ⓐしょうゆ、かつおだし汁	各々小さじ 2
Ⓐみりん	小さじ 1

作り方
① 人参は千切りにする。
② フライパンにサラダ油を熱し、溶いた卵を入れ混ぜながら焼き、そぼろ状にする。
③ 人参を加え、火が通るまで炒める。
④ Ⓐを加え水分が飛ぶまで炒め煮にする。

※1人前につき卵1/4量を含みます。

フルーツポンチ【ヨウ素 0.0 μg】

材料・作り方は p.138 を参照

レシピ 20　鯖の竜田揚げ膳

栄養量 669kcal　ヨウ素 15.5μg

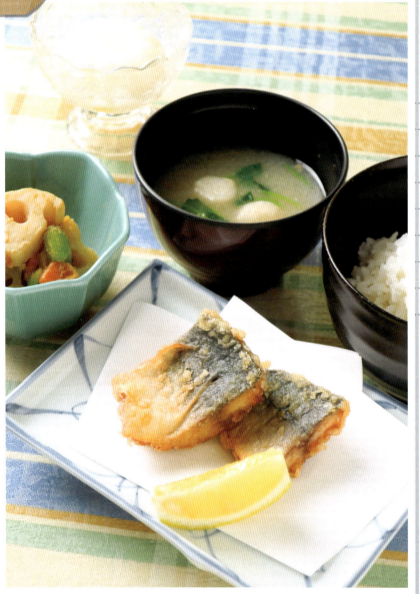

▶ご飯
▶麩の味噌汁
▶鯖の竜田揚げ
▶根菜のごま炒め
▶カルピスゼリー

・カラリと揚げ、食べる直前にレモンを絞ってさっぱりとお召し上がりください。

ヒント　竜田揚げは、他の摂取可能魚種である「さんま」などもおすすめです！

原材料（各2人前）

鯖の竜田揚げ【ヨウ素 12.6 μg】

鯖	切り身 2 枚
（下味）しょうが（おろし）	小さじ 1/2
（下味）しょうゆ	大さじ 1
（下味）酒	小さじ 1
片栗粉（衣用）	適量
サラダ油（揚げ油）	適量
塩	少々
付）レモン	くし型 2 個

作り方
① おろしたしょうがをしょうゆ、酒と合わせる。
② 鯖は①に両面1時間程度漬け込む。
③ ②の表面に片栗粉をまぶし、180℃の油で揚げる。
④ 中まで火が通ったら油から上げ、すぐに少量の塩を振る。
⑤ いんげんを茹でて2等分にし、塩を振る。
⑥ 皿に天紙をひき、③を盛りレモンを添える。

※1人前につき魚1回量を含みます。

麩の味噌汁【ヨウ素 1.5 μg】

麩	4 個
三つ葉	少々
味噌	小さじ 2
かつおだし汁	1 と 1/2 カップ

作り方は p.131 を参照

根菜のごま炒め【ヨウ素 0.2 μg】

れんこん	100 g
人参	20 g
枝豆	10 粒
サラダ油	小さじ 1
Ⓐ酒	小さじ 1
Ⓐ砂糖	小さじ 1
Ⓐしょうゆ	小さじ 2
塩	少々
すりごま	小さじ 1

作り方
① れんこん、人参は一口大に切り、枝豆は茹でてさやから外す。
② フライパンに油を熱し、れんこんと人参を炒める。
③ 野菜に火が通ったらⒶの調味料を加え炒めながら味を付ける。
④ 塩で味を調えた後、すりごま・枝豆を加え、混ぜる。
⑤ 火を止め小鉢に盛る。

カルピスゼリー【ヨウ素 1.2 μg】

カルピス（原液）	1/4 カップ
水	1/2 カップ
粉ゼラチン	小さじ 1
黄桃缶	20 g 程度

作り方は p.141 を参照

レシピ 21　天ぷら5種盛り膳

栄養量 631kcal　ヨウ素 7.9μg

▶ご飯
▶味噌汁
▶天ぷら5種盛り
▶もやしの和え物
▶はちみつ柚子ゼリー

ヒント　天ぷらの衣は制限食材の卵を使用しておりません。

原材料（各2人前）

天ぷら5種盛り【ヨウ素 6.2 μg】

えび(大)	2尾
酒	小さじ1
穴子(開き)	1尾
塩	少々
なす	1/2本
しいたけ	2個
ししとう	2本
小麦粉	大さじ5(40g)
水	大さじ4
サラダ油(揚げ用)	適量
Ⓐ抹茶(粉)	小さじ1/4
Ⓐ塩	小さじ1/2

作り方
① えびは背わたを取り、酒で軽くもむ。
② 穴子は包丁の背でぬめりを取り、塩もみする。
③ なすはヘタを落とし、末広(扇)に切る。
④ しいたけは石づきを落とす。
⑤ ししとうは破裂しないよう楊枝で表面に2、3か所穴をあける。
⑥ 水に小麦粉を加え、だまにならないよう混ぜる。
⑦ ①～⑤に⑥の衣をつけ、180℃に熱した油で揚げる。
⑧ Ⓐを合わせて小鉢で添える。
※1人前につき魚(穴子)1/2量を含みます。

天つゆ【ヨウ素 1.7 μg】

かつおだし汁	1/2カップ
しょうゆ	大さじ3
みりん	大さじ2
砂糖	小さじ1

作り方
鍋に材料を加え、煮溶かす。
(抹茶塩の替わりにどうぞ！)

もやしの和え物【ヨウ素 0.0 μg】

もやし	1/3袋
人参	20g
ぽん酢(p.33)	小さじ1

作り方
① 人参は千切りにする。
② 人参ともやしを茹でる。
③ 野菜をぽん酢で和える。

味噌汁【ヨウ素 1.7 μg】

作り方はp.131を参照

はちみつ柚子ゼリー【ヨウ素 0.0 μg】

はちみつ	小さじ2
砂糖	小さじ2
水	1/カップ
粉ゼラチン	小さじ1
柚子(果皮)	少々
黄桃(缶)	20g

作り方
① 粉ゼラチンを材料内の水のうち、大さじ1を使いふやかす。
② 鍋に残りの水、はちみつ、砂糖を加え、弱火で煮溶かす。
③ 砂糖が溶けたら火を止め、①を混ぜながら溶かす。
④ 器に流し粗熱を取り、冷蔵庫で冷し固める。
⑤ ゼリーを型から抜き、ゼリーと黄桃を1cmのサイコロ状に切る。
⑥ 器に盛り、千切りにした柚子皮を乗せる。

甲状腺専門・伊藤病院がおくるヨウ素制限食レシピ

レシピ
お豆腐料理レシピ

レシピ 22 豆腐ソテーきのこソース膳

栄養量 547kcal ／ ヨウ素 7.1μg

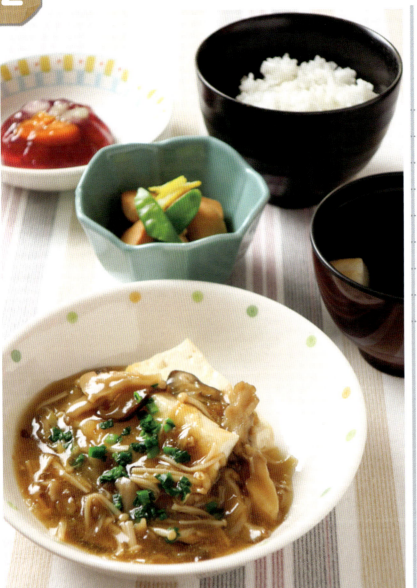

- ▶ご飯
- ▶すまし汁
- ▶豆腐ソテーきのこソース
- ▶里芋の味噌煮
- ▶ぶどうゼリー

- きのこをたっぷり使ったバター風味の具だくさんソースで美味しく召し上がれます。食物繊維をたっぷり取れるボリューム満点のヘルシーメニューです。
- 豆腐ソテーきのこソースは、和・洋・中でベースの味を変えるとバリエーションが広がります。

原材料(各2人前)

豆腐ソテーきのこソース【ヨウ素 5.1 μg】

木綿豆腐	200 g (2/3 丁)
(下味)塩	少々
小麦粉	小さじ 1 と 1/2
サラダ油	適量
しいたけ	2 枚(傘のみ)
まいたけ	30 g
えのき茸	1/3 パック(30 g)
長ねぎ	10 cm
バター	小さじ 1
Ⓐコンソメ(顆粒)	小さじ 1
Ⓐしょうゆ	大さじ 1
Ⓐ砂糖	大さじ 1/2
Ⓐ酒	小さじ 2
Ⓐ水	4/5 カップ(160 ml)
片栗粉	小さじ 1
水(水溶き用)	小さじ 1

作り方
① 木綿豆腐の水切りをし、4等分にする。
② 豆腐に下味の塩と小麦粉を全面にまぶし、サラダ油を熱したフライパンで焼く。
③ しいたけは千切り、まいたけは小さめに手でほぐす。えのき茸は根元を落とし 1/2 に切り手でほぐす。
④ フライパンを熱してバターを入れ、溶けたら③のきのこを加え炒める。
⑤ 全体がしんなりしたら、Ⓐを加え味付けをする。
⑥ 片栗粉を水で溶き、フライパンに加えとろみをつけ、火を止める。
⑦ 皿に②の豆腐を盛り、⑥のソースをかける。

里芋の味噌煮【ヨウ素 0.5 μg】

里芋	小 4 個
鶏もも肉	20 g
かつおだし汁	1/2 カップ
Ⓐ砂糖	小さじ 1 弱
Ⓐみりん	小さじ 1
Ⓐ赤味噌	小さじ 1 と 1/2
Ⓐしょうゆ	小さじ 1/2
絹さや	2 枚
柚子(果皮)	適量

作り方
① 里芋は皮をむき、食べやすい大きさに切る。鶏もも肉は一口大に切る。
② 鍋にかつおだし汁を加熱し、①を煮る。
③ 火が通ったらⒶの調味料を加え煮溶かし、弱火で煮付ける。
④ 絹さやを茹でて斜め2等分にし、煮付けた里芋と鶏肉の上に飾る。
⑤ 柚子果皮を細く切り、一番上に飾る。

すまし汁【ヨウ素 1.5 μg】

p.127 を参照

ぶどうゼリー【ヨウ素 0.0 μg】

濃縮果汁(ぶどう)	大さじ 2
水	1/4 カップ
砂糖	小さじ 1
粉ゼラチン	小さじ 1
白桃・黄桃(缶詰)	各 10 g

作り方は p.141 を参照

レシピ 23 麻婆豆腐膳

栄養量 601kcal　ヨウ素 7.0 μg

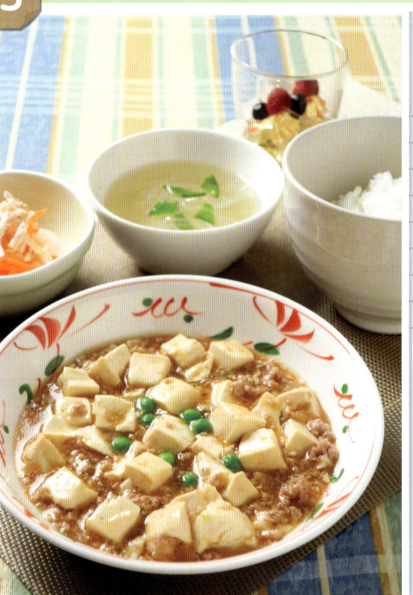

- ご飯
- 春雨スープ
- 麻婆豆腐
- 大根サラダ
- 白ぶどうゼリー

- 中華料理の定番メニューです。おかずとしても、ご飯に乗せて丼にしても、中華麺にかけても美味しいメニューです。
- 味付けは同じで、豆腐を茄子に変えて麻婆茄子でもどうぞ！
- デザートの白ぶどうゼリーはさっぱりとした人気デザートです。

原材料(各2人前)

麻婆豆腐【ヨウ素 5.4 µg】

豚ひき肉	80 g
木綿豆腐	200 g (2/3丁)
サラダ油	小さじ2
長ねぎ	1/2本(白い部分)
にんにく(おろし)	小さじ1/2
豆板醤	小さじ1/8
Ⓐしょうゆ	大さじ1/2
Ⓐ中華スープの素	小さじ1
Ⓐ塩	少々
Ⓐ水	1/2カップ
片栗粉	小さじ2
水(片栗粉用)	小さじ2
グリーンピース	10粒程度

作り方
① 豆腐は水を切り、1.5～2 cm角、長ねぎはみじん切りにする。
② フライパンにサラダ油を熱し、にんにく、豆板醤を炒める。
③ 香りが出てきたら、豚ひき肉を入れよく炒め、長ねぎを加え炒める。
④ 火が通ったら、Ⓐを入れる。
⑤ 煮たってきたら、豆腐を加えさらに加熱する。
⑥ 豆腐が崩れないように全体を混ぜる。
⑦ 片栗粉を水で溶き、全体に回し入れ、まんべんなく混ざったら火を止める。
⑧ 塩茹でしたグリーンピースを飾る。

大根サラダ【ヨウ素 1.5 µg】

大根	3 cm分
人参	20 g
鶏ささみ肉	20 g
和風ドレッシング(p.147)	大さじ2

作り方
① 大根、人参は千切りにし、下茹でする。
② 鶏ささみ肉は茹でて手でほぐす。
③ ①、②の順で盛り、和風ドレッシングをかける。

春雨スープ【ヨウ素 0.1 µg】

春雨(乾燥)	10 g
絹さや	5鞘
中華スープの素	小さじ1
塩	少々
酒	小さじ1/2
水	1と1/5カップ

作り方は p.128 を参照

白ぶどうゼリー【ヨウ素 0.0 µg】

白ぶどう果汁	1カップ
砂糖	大さじ1と1/2
粉ゼラチン	小さじ2
レモン果汁	小さじ1
ラズベリー	お好みで
ブルーベリー	お好みで

作り方は p.141 を参照

レシピ 24 豆腐のそぼろ煮膳

栄養量 558kcal　ヨウ素 24.0μg

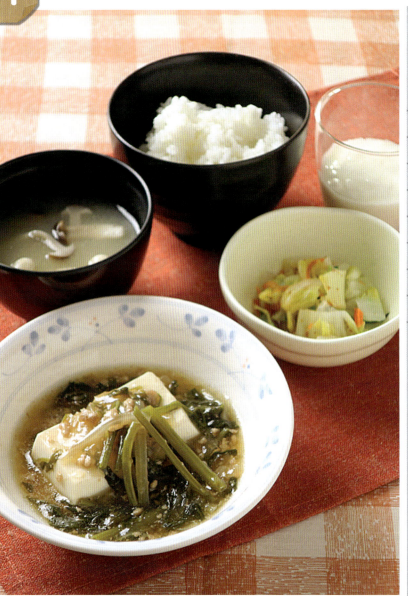

- ▶ご飯
- ▶味噌汁
- ▶豆腐のそぼろ煮
- ▶白菜和風サラダ
- ▶ヨーグルト

• 豆腐は厚揚げや高野豆腐に変えても美味しくお召し上がりいただけます。

原材料（各2人前）

豆腐のそぼろ煮【ヨウ素 5.0 μg】

豆腐	200 g (2/3 丁)
塩（ゆで湯用）	小さじ 1 程度
豚ひき肉	50 g
空芯菜	30 g
玉ねぎ	1/4 個
サラダ油	小さじ 1
しょうが（おろし）	小さじ 1/2
Ⓐ水	1/2 カップ
Ⓐしょうゆ	小さじ 1 と 1/2
Ⓐ中華スープの素	小さじ 1/2
Ⓐ酒	小さじ 1/2
Ⓐ砂糖	少々
片栗粉	小さじ 1/2
水（片栗粉用）	大さじ 1

作り方
① 豆腐は 4 等分に切る。
② 沸騰した湯に塩を入れ、豆腐を 5 分茹でる。
③ 湯からあげ、ザルで水切りする。
④ 玉ねぎはスライス、空芯菜は 4〜5 cm に切る。
⑤ フライパンにサラダ油を入れ加熱し、おろししょうがと豚ひき肉を炒める。
⑥ 豚ひき肉に火が通ったら玉ねぎ・空芯菜を入れ、野菜がしんなりするまで炒める。
⑦ Ⓐの調味料をあらかじめ合わせておき、⑥のフライパンに加える。
⑧ 調味料がなじんだら、水溶き片栗粉を入れ、とろみをつける。
⑨ 皿に③を盛り、⑧のあんをかける。

味噌汁【ヨウ素 1.5 μg】

しめじ	20 g
白玉麩	6 個
味噌	小さじ 2
かつおだし汁	1 と 1/2 カップ

作り方
① しめじは石づきをとり 1 本ごと手でほぐす。
② 鍋にかつおだし汁を加熱ししめじを煮る。
③ しめじに火が通ったら、弱火にし沸騰しないように味噌を煮溶かす。
④ 白玉麩を加え、火を止める。

白菜和風サラダ【ヨウ素 0.5 μg】

白菜（やわらかい部分）	2 枚 (120 g)
人参	3 cm (20 g)
Ⓐしょうゆ	大さじ 1
Ⓐごま油	小さじ 2
Ⓐ酢	小さじ 2
Ⓐ砂糖	小さじ 1
Ⓐすりごま	小さじ 1

作り方
① 白菜は 2〜3 cm、人参は千切りにする。
② 沸騰した湯で白菜と人参を茹でる。
③ ザルにあけ冷ました後、軽く水気を絞る。
④ Ⓐの調味料を混ぜる。
⑤ 皿に野菜を盛り、④をかける。

ヨーグルト【ヨウ素 17.0 μg】

ヨーグルト	2 個

※1 人前に牛乳 1 回量を含みます。

レシピ 25 揚げ豆腐のあんかけ膳

栄養量 566kcal　ヨウ素 8.5μg

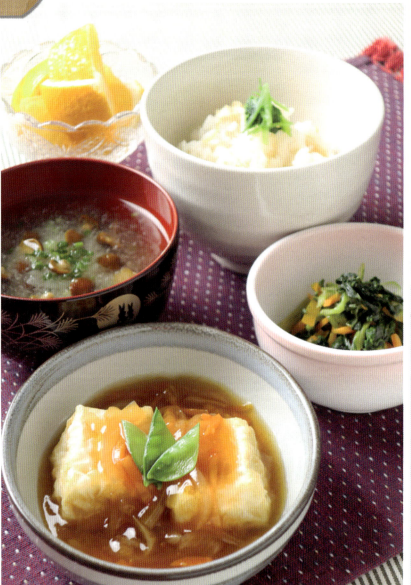

▶ しょうがご飯
▶ みぞれ汁
▶ 揚げ豆腐のあんかけ
▶ 青菜のしそ和え
▶ オレンジ

- 豆腐に衣をつけることで、サクサクした食感とあんのとろりとした食感が美味しい献立です。あんかけはその他お好みの食材にかけてどうぞ！
- 青菜のしそ和えは風味がよくさっぱりお召し上がりいただけます。
- みぞれ汁はお好みの具材を入れてお召し上がりください。

原材料(各2人前)

揚げ豆腐のあんかけ【ヨウ素 5.3 μg】

豆腐	200 g (2/3 丁)
小麦粉	大さじ 1
サラダ油 (揚げ油)	適量
玉ねぎ	1/4 個
人参	20 g
しょうが (おろし)	小さじ 1/2
絹さや	4 枚
水	1/2 カップ
Ⓐしょうゆ	小さじ 1 と 1/2
Ⓐ中華スープの素	少々
Ⓐ酒	小さじ 1
片栗粉	小さじ 1
水 (片栗粉用)	大さじ 2

作り方
① 豆腐は水を切り 4 等分し、全面に小麦粉をまぶす。
② 180℃に熱した油できつね色になるまで揚げる。
③ 玉ねぎ、人参は千切り、絹さやは塩茹でし細く切る。
④ 鍋に水を沸騰させ、玉ねぎ、人参をやわらかくなるまで煮る。
⑤ Ⓐで味付けし、おろししょうがを加える。
⑥ 水溶き片栗粉でとろみをつける。
⑦ 皿に②の豆腐を盛り、⑥のあんをかける。

しょうがご飯【ヨウ素 1.0 μg】

米	1 合
油揚げ	1/2 枚
しょうが	小 1 かけ
Ⓐしょうゆ	小さじ 1
Ⓐ酒	小さじ 2
Ⓐかつおだし汁	1 カップ
Ⓐ塩	少々
三つ葉	適量

作り方は p.114 を参照

みぞれ汁【ヨウ素 2.2 μg】

かつおだし汁	1 と 1/2 カップ
しょうゆ	大さじ 1
塩	少々
なめこ (缶詰)	10 g
大根 (根) おろし	50 g
長ねぎ	3 cm

作り方は p.126 を参照

青菜のしそ和え【ヨウ素 0.0 μg】

ほうれん草	1/2 束
人参	20 g
しそ	1 枚
しょうゆ	小さじ 1 と 1/2
かつおだし汁	大さじ 1

作り方
① ほうれん草は茹でて水にさらし、5 cm に切る。
② 人参・しそは千切りに、人参は茹でる。
③ かつおだし汁・しょうゆを合わせ、ほうれん草、人参、しそを和える。

レシピ 26 生揚げの甘辛炒め膳

栄養量 589kcal　ヨウ素 3.4μg

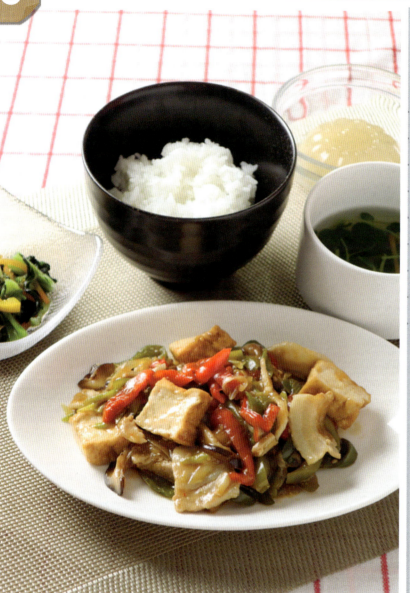

- ▶ご飯
- ▶中華スープ
- ▶生揚げの甘辛炒め
- ▶ちんげん菜サラダ
- ▶桃ゼリー

- 甘辛の中華だれが生揚げにしっかり付いて、ご飯がすすむ献立です。
- 生揚げと豚肉の代わりに鶏肉とカシューナッツを加えても美味しい料理です。
- 甘辛炒めは生揚げでなくても、普通のお豆腐で代用できます。

原材料（各2人前）

生揚げの甘辛炒め【ヨウ素 2.8 µg】

生揚げ	1 枚
豚ばら肉	30 g
長ねぎ	1/2 本
しいたけ	3～4 枚
ピーマン	1/4 個
赤ピーマン	1/4 個
Ⓐ酒	小さじ 2
Ⓐみりん	小さじ 2
Ⓐ砂糖	小さじ 1 と 1/2
Ⓐしょうゆ	小さじ 2
Ⓐ豆板醤	適量
ごま油	小さじ 1
白ごま	1 つまみ
片栗粉	小さじ 1/2
水（片栗粉用）	大さじ 1

> 作り方

① 生揚げは熱湯でさっと茹で油抜きをする。
② 生揚げは一口大、豚ばら肉は 3 cm 大、長ねぎは 2 cm 大の斜め切り、しいたけは薄切り、ピーマンは 5 mm の細さに切る。
③ Ⓐの調味料をあらかじめ合わせる。
④ フライパンを熱し、ごま油をひき、豚肉から炒める。
⑤ 火が通ったら、生揚げ・その他の野菜を加え炒める。
⑥ 全体に火が通ったら、③の合わせ調味料を全体に回し入れて味付けをし、ごまを振る。
⑦ 水溶き片栗粉を鍋肌より入れ、炒め合わせる。
※たれが残っていない場合は⑦は省略しても結構です。

ちんげん菜サラダ【ヨウ素 0.6 µg】

ちんげん菜	1/2 株
人参	20 g
黄ピーマン	1/4 個
Ⓐしょうゆ	大さじ 1
Ⓐ酢	小さじ 2
Ⓐ砂糖	小さじ 1
Ⓐごま油	小さじ 1/2
Ⓐ白ごま（すり）	小さじ 1/3

> 作り方

① ちんげん菜は茹でて 3 cm 大に切る。
② 人参、黄ピーマンは千切りにし茹でる。
③ Ⓐの調味料を合わせ、①と②を和える。

中華スープ【ヨウ素 0.0 µg】

人参	20 g
豆苗	20 g
Ⓐ中華スープの素	小さじ 1
Ⓐ塩	少々
Ⓐ酒	小さじ 1/2
Ⓐ水	1 と 1/5 カップ

作り方は p.37 を参照

桃ゼリー【ヨウ素 0.0 µg】

果汁飲料（桃）	2/3 カップ
白桃缶	半実 1/2
砂糖	小さじ 2
ゼラチン	小さじ 1

作り方は p.141 を参照

甲状腺専門・伊藤病院がおくるヨウ素制限食レシピ

レシピ
卵料理レシピ

レシピ 27 スクランブルエッグセット

栄養量 550kcal　ヨウ素 21.3μg

▶ パン
（ミニ食パン・ミニクロワッサン）
▶ コンソメスープ
▶ スクランブルエッグ
▶ 野菜サラダ
▶ フルーツヨーグルト

 スクランブルエッグの牛乳とフルーツヨーグルトは合わせて乳製品1日分換算です。

原材料（各2人前）

スクランブルエッグ【ヨウ素 11.3 μg】

卵	2個
牛乳	大さじ2
玉ねぎ	1/4個
塩・こしょう	少々
こしょう	適量
サラダ油	小さじ1
バター	小さじ1/2
ケチャップ	大さじ1（お好み）
ブロッコリー	50 g
コーン	10 g
塩	少々

作り方
① 玉ねぎは粗みじんに切る。
② ボールに卵を溶き、①、牛乳、塩・こしょうを卵液に混ぜる。
③ 熱したフライパンにサラダ油をひき、②を流し入れ混ぜながら加熱する。
④ 8割程火が通ったら、フライパンにバターを入れ、全体に混ぜる。
⑤ 付け合せのブロッコリーを茹でる。ブロッコリーとコーンを塩で味付けする。
　皿に④・⑤を盛り、ケチャップを添える。

※1人前に卵1回量と牛乳少量を含みます。

パン【ヨウ素 0.4 μg】

ミニ食パン	2個
ミニクロワッサン	2個
ブルーベリージャム	2個

※ジャムは「赤色着色料」、「寒天」を含まないものをお選びください。

野菜サラダ【ヨウ素 0.9 μg】

菜の花	1個
赤玉ねぎ	20 g
オーロラドレッシング(p.149)	大さじ2

作り方
① 菜の花は食べやすい大きさに、赤玉ねぎは細切りにする。
② ①の野菜は茹でる。
③ ②の野菜を皿に盛り、オーロラドレッシングをかける。

コンソメスープ【ヨウ素 0.2 μg】

セロリ	20 g
玉ねぎ	20 g
コンソメ（顆粒）	小さじ1
塩・こしょう	少々
水	1と1/5カップ

作り方は p.130 参照

フルーツヨーグルト【ヨウ素 8.5 μg】

ヨーグルト	1個（100 g）
洋梨缶詰	1切

※1人前に牛乳1/2量を含みます。

レシピ 28 巣ごもり卵セット

栄養量 596kcal ／ ヨウ素 20.0μg

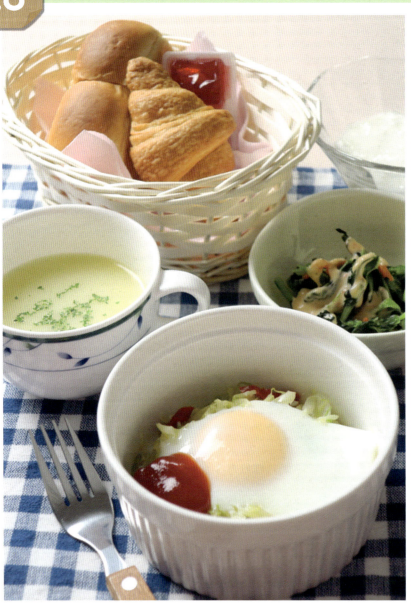

▶ パン（ミニ食パン・ミニクロワッサン）
▶ コーンスープ
▶ 巣ごもり卵
▶ 野菜サラダ

- 千切りした野菜は加熱することでかさを減らすことができるので、野菜をたくさん摂ることができます。
- 時間がない朝でもさっと手軽に調理でき、野菜と卵を効率よく食べられるバランスが良いおかずです

ヒント ジャムは「赤色着色料」「寒天」を含まないものをお選びください。

原材料(各2人前)

巣ごもり卵【ヨウ素 8.6 μg】

卵	2個
キャベツ	大2枚(100 g)
人参	20 g
コンソメ(顆粒)	小さじ1/3
塩・こしょう	少々
サラダ油	小さじ1/2
ケチャップ	小さじ4

作り方
① キャベツと人参を千切りする。
② フライパンにサラダ油を熱し、キャベツ、人参を炒め、コンソメ・塩・こしょうで調味する。
③ 野菜がしんなりしたら、フライパン中央に平たく集め、中央に穴を作りドーナッツ状にする。
④ 中央に卵を落とし、蓋をして蒸し焼きにする。
⑤ 卵に火が通ったら皿に盛る。
⑥ ケチャップを添える。

※1人前に卵1回量を含みます。

野菜サラダ【ヨウ素 1.0 μg】

ほうれん草	1/2束
人参	20 g
オーロラドレッシング(p.149)	大さじ2

作り方
① ほうれん草は茹でて、3 cm大に切る。
② 人参は3 cmの千切りにする。
③ ①②を軽く混ぜ小鉢に盛り、オーロラドレッシングをかける。

パン【ヨウ素 0.0 μg】

ミニ食パン	2個
ミニクロワッサン	2個
ジャム	2個

※ジャムは「赤色着色料」、「寒天」を含まないものをお選びください。

コーンスープ【ヨウ素 10.4 μg】

コーンクリーム缶	1缶(190 g)
バター	小さじ1
小麦粉	小さじ1
牛乳	1カップ
コンソメ(顆粒)	大さじ1
水	1/2カップ
生クリーム	大さじ1
塩	少々
パセリ(乾燥)	適量

作り方
① 鍋にバターを溶かし弱火にし、小麦粉を加え炒める。
② 牛乳を少しずつ加え、焦げないように伸ばしていく。
③ コーンクリーム缶を加え滑らかになるよう混ぜながら加熱する。
④ コンソメを水に溶かし、生クリームとともに③の鍋に加える。
⑤ 塩で味を調える。
⑥ カップによそい、パセリを振る。

※1人前に牛乳1/2量を含みます。

レシピ 29 えび玉膳

栄養量 598kcal　ヨウ素 8.7 μg

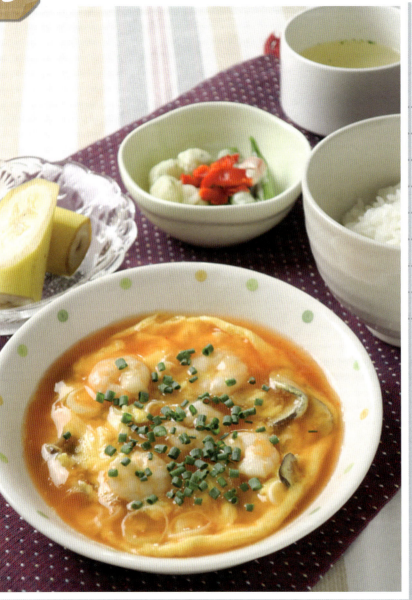

▶ご飯
▶中華スープ
▶えび玉
▶野菜サラダ
▶バナナ

・えび玉は、ご飯に乗せたえび玉丼もおすすめです！

原材料(各2人前)

えび玉【ヨウ素 8.7 μg】

むきえび	8～10尾
長ねぎ	1/4本
しいたけ	1個
卵	2個
塩	少々
サラダ油	大さじ1
Ⓐ中華スープの素(顆粒)	小さじ1/2
Ⓐ水	1/4カップ
Ⓐ酢	大さじ1
Ⓐ砂糖	小さじ2
Ⓐケチャップ	小さじ2
Ⓐ塩・こしょう	少々
片栗粉	小さじ1
水(片栗粉用)	大さじ2

▶作り方
① 卵を割り、塩を振って溶く。
② ねぎは斜め切り、しいたけは石づきをとってスライスする。
③ フライパンに油を熱し、長ねぎ、しいたけ、えびを炒め一度取り出す。
④ そのままのフライパンに①の卵を入れ、半熟程度で②をフライパンに戻す。
⑤ 卵と他の具材が混ざるようふんわり混ぜ、皿に盛る。
⑥ 鍋にⒶを入れ軽く煮立たせたら、水溶き片栗粉でとろみをつける。
⑦ ⑥のあんをかけ、お好みでわけぎなどをかける。

※1人前に卵1回量を含みます。

野菜サラダ【ヨウ素 0.0 μg】

カリフラワー	6房
スナップエンドウ	6鞘
赤ピーマン	1/2個
練りごまドレッシング(p.149)	大さじ2

▶作り方
① カリフラワー、スナップエンドウは熱湯で茹でる。
② 赤ピーマンは細切りにする。
③ ①②を小鉢に盛り練りごまドレッシングをかける。

中華スープ【ヨウ素 0.0 μg】

人参	20g
いんげん	1本
Ⓐ中華スープの素(顆粒)	小さじ1
Ⓐ塩	少々
Ⓐ酒	小さじ1/2
Ⓐ水	1と1/5カップ

作り方はp.37を参照

レシピ 30 ミートオムレツセット

栄養量 624kcal　ヨウ素 13.4μg

 少量

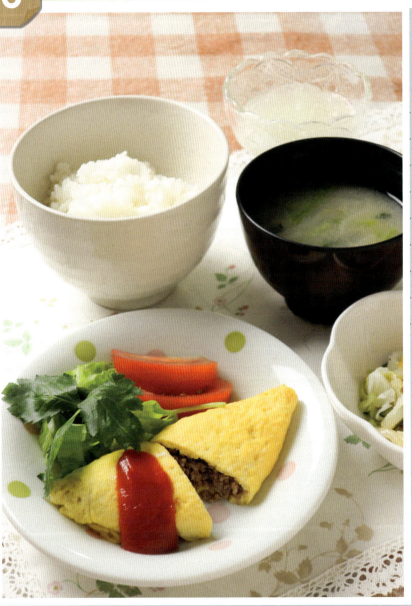

▶ご飯
▶味噌汁
▶ミートオムレツ
▶キャベツのごま和え
▶洋梨ゼリー

- オムレツの中身はお好みの具材を入れるのもおすすめです！

原材料(各2人前)

ミートオムレツ【ヨウ素 11.5 μg】

鶏豚合いびき肉	120 g
玉ねぎ	1/2 個
砂糖	小さじ 1/2
しょうゆ	小さじ 1/2
塩	少々
こしょう	少々
卵	2 個
牛乳	大さじ 1
サラダ油	大さじ 1
❹ケチャップ	大さじ 1
❹ウスターソース	大さじ 1
❹砂糖	小さじ 1/2
お好み野菜(トマト・レタスなど)	適量

作り方

① 玉ねぎはスライスし、フライパンでひき肉とともに炒める。
② 砂糖、しょうゆ、塩、こしょうで味付けをし一度火からおろす。
③ ボールに卵を溶き、牛乳を加えよく混ぜる。
④ 小さいフライパンに 1/2 の量の油を熱し、1/2 の分量の卵を流し入れ卵を薄く焼く。
⑤ 卵が半熟のうちに②を 1/2 量を乗せ、両側の卵を寄せ包みながらフライパンの端に寄せ、形を整える。
⑥ ひっくり返して皿に盛る。
⑦ 同じフライパンに❹の材料を加え弱火で熱し溶けたら半分を⑥の卵にかける。
⑧ 付け合せの野菜を盛る。

※1人前につき卵1回量、牛乳少量を含みます。

キャベツのごま和え【ヨウ素 0.0 μg】

キャベツ	50 g
❹砂糖	小さじ 1/2
❹しょうゆ	小さじ 1
❹かつおだし汁(または水)	小さじ 1/2
❹白すりごま	大さじ 1

作り方

① キャベツはざく切りにする。
② ボールに❹を合わせておく。
③ ①を熱湯で茹で、水を切る。
④ ②のボールへ③を入れ和える。

味噌汁【ヨウ素 1.9 μg】

玉ねぎ	20 g
小松菜	1 茎
味噌	小さじ 2
かつおだし汁	1 と 1/2 カップ

作り方は p.131 参照

洋梨ゼリー【ヨウ素 0.0 μg】

洋梨ジュース	1/2 カップ
ゼラチン	小さじ 1
砂糖	小さじ 2

作り方は p.141 参照

甲状腺専門・伊藤病院がおくるヨウ素制限食レシピ

レシピ
麺・ご飯レシピ

レシピ 31 あんかけ焼きそば

栄養量 503kcal ヨウ素 1.5μg

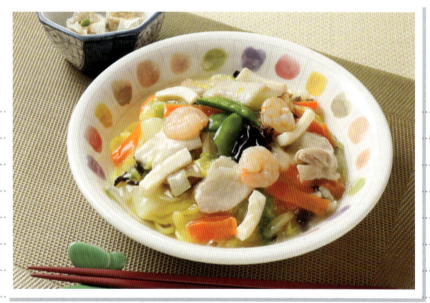

ヒント 制限食材のいかを使わなくても美味しくお召し上がりいただけます。

原材料(各2人前)

蒸し中華麺	2玉(300 g)
白菜	2枚
いか	20 g
むきえび	6尾(30 g)
豚ばら肉	30 g
きくらげ(乾)	乾燥4個
干ししいたけ	小1個
人参	20 g
サラダ油	小さじ2
しょうが(おろし)	小さじ1/2
Ⓐ中華スープの素	小さじ2
Ⓐ砂糖	小さじ1/2
水	1カップ
塩・こしょう	少々
ごま油	小さじ1
片栗粉	小さじ2
水(水溶き用)	小さじ2
絹さや	3枚

作り方

① 白菜は茎の厚い部分は削ぎ切りし、薄い部分は大きめのざく切り、干ししいたけ・きくらげは水で戻し、しいたけはスライス、きくらげは一口大に、人参は薄めの拍子切りにする。
② 豚ばら肉は3 cm大に切る。
③ フライパンに油を熱し、しょうが、豚肉を炒める。
④ 豚肉に火が通ったら、①の野菜を入れ、しんなりするまで炒める。
⑤ 水とⒶの調味料を加え調味し、塩・こしょうで味を調える。
⑥ ごま油を加え、なじませるように加熱した後、水溶き片栗粉を加え、とろみがついたら火を止める。
⑦ 絹さやは塩茹でし、斜め1/2に切る。
麺を盛りあんをかけ、茹でた絹さやを飾る。

レシピ 32　冷やし中華

栄養量 520kcal　ヨウ素 5.9μg

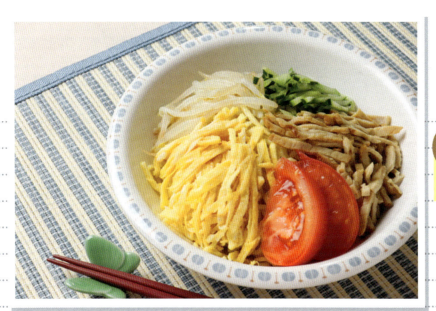

ヒント　チャーシューは「増粘多糖類」が含まれないものをお選びください。

原材料(各2人前)

冷やし中華麺(生)	2玉(300g)
ごま油	小さじ1
ロースチャーシュースライス	5枚(50g)
卵	1個分
塩	少々
サラダ油	小さじ1/2
きゅうり	1/2本
もやし	1/4袋
トマト	1/4個
ⓐごま油	小さじ1と1/2
ⓐ酢	大さじ2
ⓐしょうゆ	大さじ2と1/2
ⓐ砂糖	大さじ1と1/2
ⓐ中華スープの素	小さじ2
ⓐ水	1/2カップ

作り方

① 中華麺は茹でて、ごま油を和える。
② チャーシューは千切りにする。
　(禁止食材を含まないものが見つからない場合は、鶏ささみ肉40gを塩・酒とともに茹でて臭みをとり、指でほぐして使用してもよい)
③ 卵は薄焼きにし、粗熱をとって錦糸状に切る。
④ きゅうりは千切りにする。
⑤ もやしは茹でる。
⑥ トマト(1/4)は4等分に切る。
⑦ 鍋にⓐを入れ、弱火で煮溶かし、粗熱をとって冷蔵庫で冷す。
⑧ 皿に麺・②~⑥の具材を放射状に並べ、⑦のたれをかける。

※1人前につき卵1/2回量を含みます。

レシピ 33 ソース焼きそば

栄養量 452kcal　ヨウ素 0.6μg

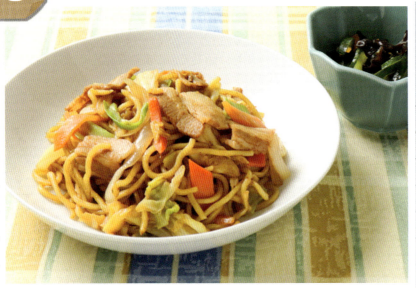

ヒント 紅しょうがは赤色着色料が含まれている可能性があるので放射性ヨウ素内用療法(アブレーション・アイソトープ(RI)大量療法)の方はお控えください。

蒸し中華麺	2玉(300g程度)
豚ばら肉	50g
キャベツ	2枚(100g)
ピーマン	1/4個
玉ねぎ	1/4個
人参	20g
塩・こしょう	少々
サラダ油	大さじ1/2
中濃ソース	小さじ2
ウスターソース	大さじ1

原材料(各2人前)

作り方

① 豚ばら肉は3cm大に切る。
② キャベツはざく切り、ピーマン・玉ねぎ・人参は細めに切る。
③ フライパンにサラダ油を熱し、豚肉を炒める。
④ 豚肉に火が通ったら、②の野菜を入れ、しんなりするまで炒め、塩・こしょうをする。
⑤ 中華麺をほぐしながら入れ、ほぐし水(材料外/大さじ1程度)を入れ、炒める。
⑥ 中濃ソースを満遍なく加え炒める。
⑦ 調味料が均等になじんだら、麺をフライパンの端に寄せ、空いた部分にウスターソースを入れ、ソースの表面がふつふつと沸騰してきたら麺と合わせる。
(ソースを焦がすことで風味が増します)

レシピ 34 きつねうどん

栄養量 402kcal ヨウ素 2.6μg

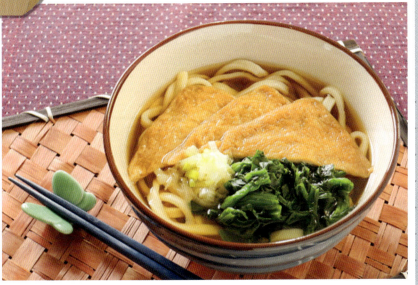

ヒント 市販の味付油揚げを使用する際は原材料にご注意ください。

原材料(各2人前)

茹でうどん	2玉(200g×2)
Ⓐかつおだし汁	2カップ
Ⓐみりん	大さじ2
Ⓐしょうゆ	大さじ2
油揚げ	1枚半
Ⓑ砂糖	大さじ1
Ⓑしょうゆ	小さじ2
Ⓑかつおだし汁	1/2カップ
ほうれん草	1/4束(60g)
長ねぎ	6cm

作り方

① 油揚げは半分に切り、さらに斜めに切る。
② 沸騰した湯で油揚げを下茹でし油抜きをする。
③ 鍋にⒷを入れ、砂糖が溶けたら油揚げを入れ弱火で煮詰める。
④ ほうれん草は茹でて3cm大に切る。長ねぎは小口切りにする。
⑤ 鍋に、Ⓐを入れ加熱し、かけ汁を作る。
⑥ かけ汁にうどんを入れ煮込む。
　（乾麺を使用する際はあらかじめ茹でておく）
⑦ 丼にうどんと汁を盛り、③と④を乗せる。

レシピ 35 とろろそば

栄養量 412kcal **ヨウ素** 10.7μg

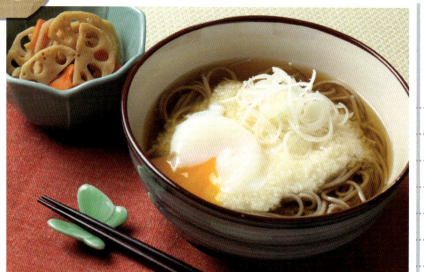

ヒント そばの具は、摂取可能食材であればなんでもどうぞ！（揚げ・肉類・野菜など）
温泉卵を入れないと1食あたり2.2μgになります。

茹でそば	2玉(400g)
❹かつおだし汁	2カップ
❹みりん	大さじ2
❹しょうゆ	大さじ2
付)山芋	100g(お好み量)
付)長ねぎ	適量
付)温泉卵	2個
一味唐辛子	(お好みで)

原材料(各2人前)

作り方
① 乾麺を使用する際はあらかじめ茹でておく。
② 鍋に❹を入れ加熱し、かけ汁を作る。
③ 山芋は皮をむき、すりおろす。
④ 長ねぎは小口切りにする。
⑤ 器に汁を入れ、そばをほぐしながら入れる。
⑥ ③のとろろ・葉ねぎ・温泉卵を乗せる。
⑦ お好みで食べる直前に一味唐辛子を振る。
※1人前につき卵1回量を含みます。

レシピ 36 ミートソーススパゲッティ

栄養量 502kcal ／ ヨウ素 2.1 μg

少量

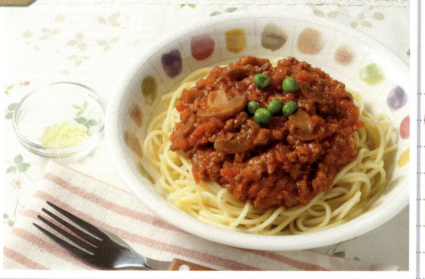

ヒント ミートソースは食パンやクラッカーに乗せてもバリエーションが広がりおすすめです。粉チーズをかけないと1食あたり1.5μgです。

原材料(各2人前)

スパゲッティ(乾)	2束(150g)
オリーブオイル	小さじ1
豚ひき肉	80g
塩・こしょう	少々
玉ねぎ	中1/2
人参	30g
マッシュルーム	3個
サラダ油	小さじ2
ケチャップ	大さじ4
ウスターソース	大さじ1
小麦粉	少々
グリーンピース	10粒程度
粉チーズ	小さじ2

作り方

① スパゲッティは塩茹でし、ザルで湯切り後オリーブオイルで和える。
② 玉ねぎ、人参はみじん切り、マッシュルームはスライスする。
③ 深めのフライパンにサラダ油を熱し、ひき肉を炒める。
④ ひき肉に火が通ったら、塩・こしょうで味を調え、玉ねぎ、人参、マッシュルームを加え、混ぜながら炒める。
⑤ ケチャップ、ウスターソースで味付けをし、小麦粉で硬さを調節し火を止める。
⑥ 皿にスパゲッティ麺を盛り、⑥のソースをかけ、茹でたグリーンピースを乗せる。(粉チーズは食べる直前にかける)

※粉チーズに1人前につき牛乳少量を含みます。

レシピ 37 ほうれん草のクリームスパゲッティ

栄養量 460kcal　ヨウ素 8.2 μg

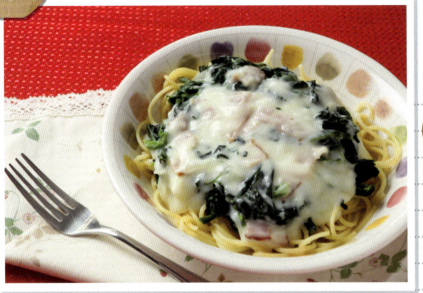

ヒント　ベーコンは「赤色着色料」「増粘多糖類」が含まれないものをお選びください。市販のシチューの素に増粘多糖類が含まれていないかをお確かめください。

スパゲッティ(乾燥)	2人前
オリーブオイル	小さじ1
ベーコン	2枚
ほうれん草	1/2束
玉ねぎ	1/4個
サラダ油	小さじ1
塩・こしょう	少々
牛乳	1/2カップ
水	1/2カップ
コンソメ(顆粒)	小さじ1/2
シチューの素	2片(約30g)
塩	少々

原材料(各2人前)

作り方

① スパゲッティは塩茹でし、ザルで湯切り後オリーブオイルで和える。
② ベーコンは1cm幅、玉ねぎはスライスする。
③ ほうれん草をさっと茹で、水気をしぼり3cm大にざく切りにする。
④ フライパンに油をひき、ベーコンを炒め、火が通ったら玉ねぎを入れ炒め、塩・こしょうで味を調える。
⑤ 鍋に水と牛乳を加え、温まったらコンソメとシチューの素を加え、弱火で煮溶かす。
⑥ ⑤に④を加え、鍋底が焦げないよう混ぜながら煮込み、塩で味を調える。
⑦ 火を止め、ほうれん草を加え、均等になるように混ぜる。
⑧ 皿にスパゲッティを盛り、⑦をかける。

※1人前につき牛乳1/2回量を含みます。

レシピ 38 なすとベーコンのトマトスパゲッティ

栄養量 465kcal　ヨウ素 0.1μg

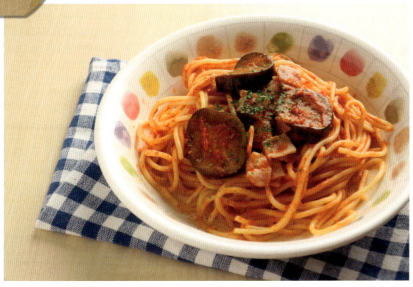

ヒント　ベーコンは「赤色着色料」「増粘多糖類」が含まれないものをお選びください。

原材料（各2人前）

スパゲッティ（乾）	140g（1束半）
オリーブオイル	小さじ1
ベーコン	2枚
なす	小1個
にんにく（おろし）	小さじ1/2
赤とうがらし	1/2本
オリーブオイル	小さじ2
トマト（ホール缶）	1/2缶（200g）
コンソメ（顆粒）	大さじ1
砂糖	小さじ1/2
塩・こしょう	少々
白ワイン	大さじ1
乾燥パセリ	適量

作り方

① スパゲッティは塩茹でし、ザルで湯切り後オリーブオイルを和える。
② ベーコンは1cm幅、なすは1cmの輪切りにする。
③ 赤とうがらしは種を取り除き刻む。
④ フライパンにオリーブオイルをひき、おろしにんにくと赤とうがらしを香りが出るまで炒める。
⑤ ベーコン、なすの順に加え炒める。
⑥ なすに火が通ったら、トマトを崩しながら加え、白ワイン、コンソメ、砂糖、塩・こしょうで味を調える。
⑦ 茹でたスパゲッティをフライパンに入れ和える。
⑧ 皿に盛りパセリを振る。

レシピ 39 牛丼

栄養量 539kcal　ヨウ素 1.5 μg

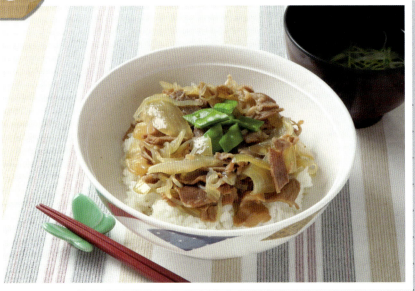

ヒント しらたきは黒い粒（海藻）が含まれないものをお選びください。

ご飯	2膳分 (300 g)
牛肩ローススライス	120 g
玉ねぎ	小1個
サラダ油	適量
しらたき	100 g
かつおだし汁	1カップ
砂糖	小さじ2
しょうゆ	大さじ2
みりん	小さじ2
絹さや	4枚

原材料(各2人前)

作り方
① 牛肉は3 cm大に切る。
② 玉ねぎはくし切り、しらたきはほぐして5 cm大に切る。
③ 鍋に油をひき加熱し、牛肉を炒める。
④ 火が通ったら、玉ねぎ、しらたきを入れ、全体に火が通るよう炒める。
⑤ かつおだし汁、砂糖、しょうゆ、みりんを入れ弱火にし、水気が半分程度になるまで煮詰める。
⑥ 丼ぶりにご飯を盛り、⑤を乗せる。
⑦ 茹でた絹さやを斜め切りにし飾る。

レシピ 40 五目炒飯

栄養量 456kcal　ヨウ素 4.3μg

ヒント　放射性ヨウ素内用療法（アブレーション・アイソトープ(RI)大量療法）の方は、チャーシューは「増粘多糖類」が含まれないものをお選びください。

ご飯	2膳分(300g)
ロースチャーシュー(スライス)	3枚分(30g)
しいたけ	1個分
人参	20g
長ねぎ	10cm
卵	1個
サラダ油	小さじ2
ごま油	小さじ1
しょうが(おろし)	小さじ1/2
Ⓐ中華スープの素	小さじ2
Ⓐしょうゆ	小さじ2
塩	少々
グリーンピース	適量

原材料(各2人前)

作り方
① チャーシュー、しいたけ、人参、長ねぎはみじん切りにする。
② フライパンにサラダ油を熱し、溶いた卵を入れスクランブル状にする。
③ しょうがと①を加え、強火で炒める。
④ 火が通ったらごま油を加えて熱し、ご飯をほぐしながら加えて炒める。
⑤ Ⓐをあらかじめ合わせておき、しょうゆが少し焦げるよう鍋肌より入れる。
⑥ 味が全体になじんだら塩で味を調え、皿に盛り茹でたグリーンピースを飾る。

※1人前につき卵1/2量を含みます。

レシピ 41 ちらし寿司

栄養量 432kcal　ヨウ素 8.5μg

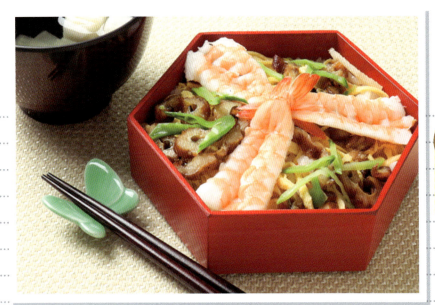

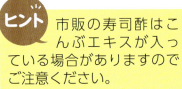

ヒント 市販の寿司酢はこんぶエキスが入っている場合がありますのでご注意ください。

原材料(各2人前)

ご飯(炊き上がり)	1合分(茶碗2杯)
Ⓐ酢	大さじ1と1/2
Ⓐ砂糖	小さじ2
Ⓐ塩	小さじ1/2
卵	1/2個
サラダ油	適量
干ししいたけ	1/2個
人参	20g
れんこん	30g
Ⓑ砂糖	小さじ1 1/2
Ⓑしょうゆ	小さじ1/2
Ⓑかつおだし汁	1/4カップ
穴子	1/2尾(30g)
Ⓒしょうゆ	小さじ1
Ⓒみりん	小さじ1/2
Ⓒ砂糖	小さじ1
Ⓒ酒	小さじ1/2
えび	中6尾
酒	小さじ1
絹さや	3枚

作り方

① Ⓐの調味料を合わせ、温かいご飯に混ぜる。
② フライパンに油を熱し、溶いた卵を薄焼きにする。
③ 卵は粗熱を取り錦糸状に切る。
④ 干ししいたけは水で戻し薄くスライス、人参は千切り、れんこんはスライスする。
⑤ Ⓑの調味料を合わせ、鍋で④を汁気が飛ぶまで煮る。
⑥ 穴子は一口大に切る。
⑦ Ⓒを小鍋で煮詰めて⑥に和える。
⑧ えびは背わたをとり開き、酒で軽くもんで臭みを取ってからボイルする。
⑨ 絹さやは熱湯で茹でる。
⑩ ①の酢飯に⑤の具材を混ぜる。
⑪ ②⑥を全体に乗せ、⑧⑨を飾る。

※1人前につき卵1/4量・魚(穴子)1/2量を含みます。

| レシピ 42 | ビビンパ | 栄養量 545kcal | ヨウ素 9.4μg |

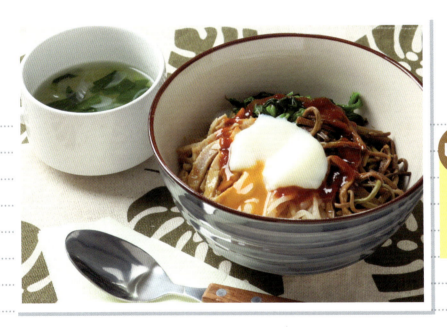

ヒント チャーシュー・コチジャンは「こんぶ・海藻エキス」「赤色着色料」「増粘多糖類」などが含まれないものをお選びください。

原材料(各2人前)

ご飯	2膳分(300 g)
ロースチャーシュー(スライス)	8枚分(80 g)
ほうれん草	1/3束
もやし	1/4袋
ごま油・塩	適量
ぜんまい	30 g
砂糖	小さじ1
しょうゆ	小さじ2
温泉卵	2個
Ⓐコチジャン	小さじ2
Ⓐ酢	小さじ1/3
Ⓐ味噌	小さじ1
Ⓐ砂糖	小さじ1/2
Ⓐみりん	小さじ1/3
Ⓐごま油	小さじ1弱

作り方

① チャーシューは千切りにする。
② ほうれん草は茹でて3 cm大に切り、ごま油・塩で和える。
③ もやしは茹でてごま油・塩で和える。
④ ぜんまいは軽く茹でて、3 cm大に切り、砂糖としょうゆで和える。
⑤ どんぶりにご飯を盛り、チャーシュー・味付け野菜を盛る。
⑥ Ⓐを合わせて全体に満遍なくかける。
⑦ 温泉卵を中央に盛りつける

※1人前につき卵1回量を含みます。

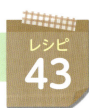

カレーライス

レシピ 43

栄養量 614kcal　ヨウ素 0.6μg

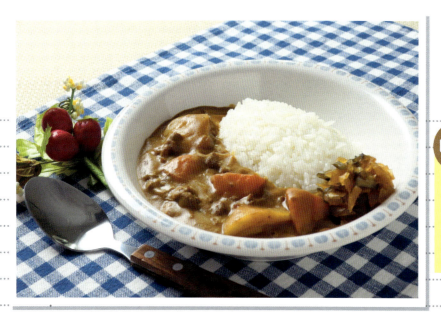

ヒント 放射性ヨウ素内用療法（アブレーション・アイソトープ(RI)大量療法）の方は、市販の福神漬を使用する際、「赤色着色料」が含まれないものをお選びください。

原材料(各2人前)

ご飯	2膳分(300 g)
牛肩ロース肉	80 g
玉ねぎ	1/3 個
じゃがいも	1/2 個
人参	1/2 本
塩	少々
サラダ油	小さじ 2
にんにく(おろし)	小さじ 1/2
しょうが(おろし)	小さじ 1/2
水	1と1/2カップ
❹ケチャップ	小さじ 1
❹ウスターソース	小さじ 1
辛口カレールウ	2片(30 g)
甘口カレールウ	1片(15 g)
福神漬け	お好みで

作り方

① 野菜、肉は一口大に切る。
② フライパンにサラダ油を熱し、にんにく・しょうがを炒める。
③ 香りがたってきたら牛肉を加えよく炒め、火が通ったら野菜も加え軽く炒める。
④ 具材を鍋に移し、水を加えよく煮る。(水が足りない場合は具材がひたひたになる分量の水を使用する)
⑤ 野菜に火が通ったら❹とルウを加え、ほどよい硬さまで煮込む。

レシピ 44 キーマカレー

栄養量 529kcal　ヨウ素 1.1μg

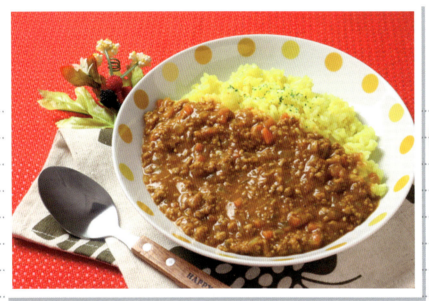

ヒント カレールウは原材料をご確認のうえ、お好みのものをご利用ください。

原材料（各2人前）

米	1合
ターメリック	小さじ 1/4
パセリ（乾燥）	少々
豚ひき肉	100 g
玉ねぎ	1/3 個
人参	20 g
しょうが（おろし）	小さじ 1/2
にんにく（おろし）	小さじ 1/2
サラダ油	小さじ 1
カレー粉	小さじ 2
塩	少々
Ⓐコンソメ（顆粒）	小さじ 1
Ⓐケチャップ	大さじ 1/2
Ⓐウスターソース	小さじ 1
Ⓐ甘口カレールウ	1/2 片
Ⓐ辛口カレールウ	1/2 片
水	1 カップ

作り方

① 米は磨いでターメリックを溶いた水（炊飯量）で炊く。
② 玉ねぎ、人参はみじん切りにする。
③ フライパンにサラダ油を熱し、しょうが、にんにくを炒め、香りが出たら豚ひき肉を細かくほぐしながらよく炒める。
④ フライパンに玉ねぎ、人参を足しさらに炒め、カレー粉・塩で調味する。
⑤ 鍋に水を加熱し、弱火でⒶをよく煮溶かす。
⑥ 鍋に④を移し、焦げないように水気をとばしながら煮る。
⑦ 皿に①のターメリックライスを盛り、パセリを振る。
⑧ カレーを盛る。

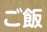
ご飯

※原材料(各2人前)

しょうがご飯

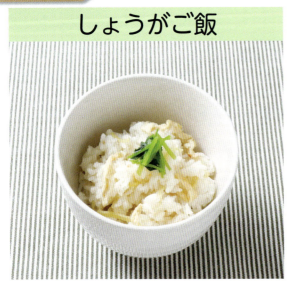

1人前　304 kcal/ヨウ素 1.0 μg	
米	1合
油揚げ	1/2枚
しょうが	小1かけ
Ⓐしょうゆ	小さじ1
Ⓐ酒	小さじ2
Ⓐかつおだし汁	1カップ
Ⓐ塩	少々
三つ葉	適量

① しょうが、油揚げは千切りにする。
② 炊飯器に磨いだ米、①、Ⓐを入れ、普通炊飯の水量まで水を入れ炊飯する。
③ 三つ葉を刻み、炊き上がった御飯に乗せる。

さつまいもご飯

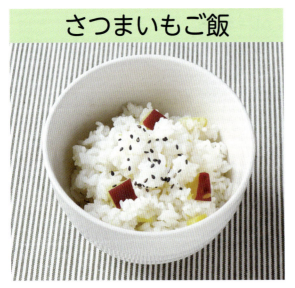

1人前　318 kcal/ヨウ素 0.2 μg	
米	1合
さつまいも	中1/2(100g)
みりん	小さじ1
塩	少々
黒ごま塩	お好みで

① さつまいもを1cm角にし、水にさらす。
② 炊飯器に、米、さつまいも、みりん、塩を入れ、普通炊飯の水量まで水を入れ炊飯する。
③ 炊き上がったら軽く混ぜ、碗に盛り黒ごま塩を振る。

たけのこご飯

1人前　320 kcal/ヨウ素 1.0 μg	
米	1合
しょうゆ	小さじ1
たけのこ	50 g
人参	10 g
油揚げ	1/3枚
Ⓐ砂糖	小さじ1
Ⓐ酒	小さじ1と1/2
Ⓐしょうゆ	小さじ1
Ⓐかつおだし汁	1と1/4カップ
グリーンピース	適量

① たけのこ、人参、油揚げは食べやすい大きさにし、Ⓐで煮る。
② 炊飯器に米と①と①の煮汁200 ml、しょうゆを加え炊飯する。
③ 茹でたグリーンピースを乗せる。

山菜ご飯

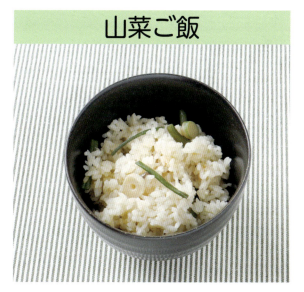

1人前　308 kcal/ヨウ素 0.9 μg	
米	1合
山菜(水煮)	60 g
しょうゆ	大さじ1
酒	小さじ1
かつおだし汁	1カップ弱

① 山菜は水を切り、軽く水洗いし3 cm大(食べやすい長さ)に切る。
② 炊飯器に米、山菜、しょうゆ、酒、かつおだし汁(調味料と合わせて200 ml)を入れ、炊飯する。

大根ご飯

1人前　333 kcal／ヨウ素 0.7 μg	
米	1合
大根	50 g
油揚げ	1/4 枚
鶏もも肉	30 g
Ⓐしょうゆ	小さじ 1
Ⓐ酒	小さじ 1/2
Ⓐかつおだし汁	1 カップ弱
Ⓐ塩	小さじ 1/2
大根（葉）	葉 1 本

① 大根は 5 mm 角切り、鶏もも肉は小さめの一口大、油揚げは細く刻む。
② 炊飯器に米、①、調味料・かつおだし汁（調味料とあわせて 200 ml）を加え炊飯する。
③ 大根（葉）は茹でて刻み、盛り付ける。

小松菜混ぜご飯

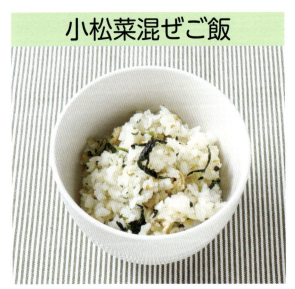

1人前　318 kcal／ヨウ素 0.0 μg	
炊いたご飯	1 合分
小松菜	3 枚分
油揚げ	1/4 枚
ごま油	小さじ 1/2
塩	少々
しょうゆ	小さじ 1 と 1/2
みりん	小さじ 1
白ごま	小さじ 1/2

① 小松菜はみじん切り、油揚げは細く切る。
② フライパンにごま油をひき、①とごまを炒め、塩、しょうゆ、みりんで調味する。
③ 炊いたご飯に②を混ぜる。

かしわ飯

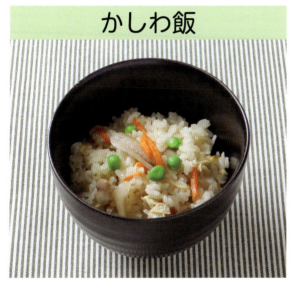

1人前　347 kcal/ヨウ素 0.0 μg	
米	1合
鶏もも肉	40 g
(下味)しょうゆ	小さじ1
ごぼう	10 g
人参	10 g
油揚げ	10 g
ごま油	小さじ1

① 鶏もも肉を一口大に切り、下味用のしょうゆにつける(10分程度)。

② ごぼうと人参はささがきにし、ごぼうを水にさらしてアクを抜く。

③ 油揚げは熱湯をかけて油抜きしたら、千切りにする。

④ 炊飯器に磨いだ米と①〜③、ごま油を入れ、普通炊飯の水量まで水を入れ、炊飯する。

甲状腺専門・伊藤病院がおくるヨウ素制限食レシピ

レシピ

パンレシピ

レシピ 45 サンドイッチ

栄養量 520kcal　ヨウ素 6.2 μg

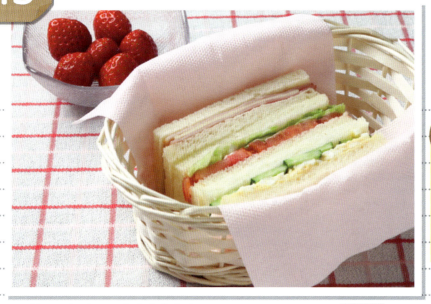

ヒント 放射性ヨウ素内用療法（アブレーション・アイソトープ（RI）大量療法）の方は、ハムは「赤色着色料」「増粘多糖類」が含まれないものをお選びください。

原材料（2人前）

食パン（8枚切）	6枚
マーガリン	適量
＜野菜サンド＞	
トマト	小1/2
レタス	1/2枚
マヨネーズ	小さじ1
＜卵サンド＞	
卵	1/2
マヨネーズ	小さじ1
きゅうり	中1/4本
塩・こしょう	少々
＜ハムチーズサンド＞	
ハム	2枚
スライスチーズ	1枚

作り方

食パンの内側になる面にマーガリンを適量塗る。

＜野菜サンド＞
　レタスを大きめにちぎり、パンに乗せ、マヨネーズをレタスに塗る。
　スライスしたトマトを乗せ、パンではさむ。

＜卵サンド＞
　卵は茹でてみじん切りにし、塩・こしょう・マヨネーズと和える。
　卵とスライスしたきゅうりを乗せ、パンではさむ。

※1人前につき卵1/4量を含みます。

＜ハムチーズサンド＞
　パンにハム・チーズ・ハムの順でのせ、パンではさむ。

レシピ 46 フレンチトースト

栄養量 376kcal　ヨウ素 13.1μg

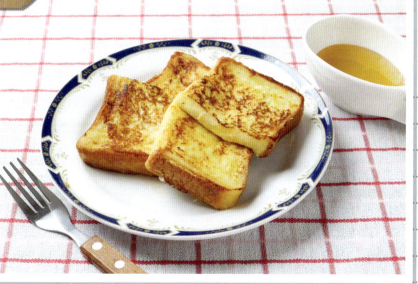

- お好みでシュガーやシナモンなどをつけると味を楽しめます。

食パン（6枚切）	2枚
卵	1個
牛乳	1/2カップ
砂糖	大さじ1
サラダ油	小さじ2
バター	1片（10ｇ程度）
パウダーシュガー	お好みの量で （栄養量は不使用時のものです。）
シナモンパウダー	
はちみつ	
メープルシロップ	

原材料（2人前）

作り方

① 卵、牛乳、砂糖を合わせ、卵液を作る。
② 食パンを4等分にし、卵液につけ、冷蔵庫で冷す（30分程度）。
③ フライパンにサラダ油を熱し、弱火で両面を焼く。
④ 中まで火が通ったら、フライパンにバターを落とし、薄くこげ色がつくまで両面焼く。

※1人前につき卵1/2量・牛乳1/4量を含みます。

レシピ 47 ピザトースト

栄養量 362kcal　ヨウ素 8.4 μg

ヒント 市販ピザソースは原材料をご確認のうえ、ご利用ください。

原材料（2人前）

食パン（6枚切）	2枚
玉ねぎ	中1/4個（※）
ピーマン	1/2個
マッシュルーム	2個
コーン（缶詰）	大さじ山盛り1（30g）
ウインナー	2本
Ⓐトマトケチャップ	大さじ3
Ⓐマヨネーズ	小さじ1/2
Ⓐにんにく（おろし）	小さじ1/2
Ⓐ玉ねぎ	上記※の1/4を使用
チーズ	2枚

作り方

① 玉ねぎ（材料の3/4を使用し、1/4はソース用とする）・ピーマン・マッシュルームは薄くスライス、ウインナーは薄めの斜め切りにする。

② ＜ソースを作る＞（市販ピザソースでも可）
　1. Ⓐの玉ねぎをみじん切りにし、にんにくとともに香りが出るまで炒める。
　2. ケチャップ・マヨネーズを加え、火を止める。

③ パンにピザソースを塗り、①の野菜とウインナー・コーンを乗せ、最後にピザ用チーズをちぎって乗せ、オーブン（オーブントースター可）で焼く。

※1人前につき牛乳1/4量を含みます。

レシピ 48 マヨコーントースト

栄養量 286kcal　ヨウ素 1.7μg

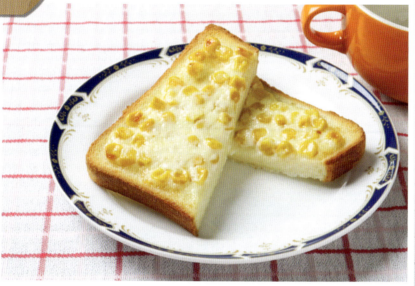

・マヨコーンはサンドイッチの具としても美味しくお召し上がりいただけます！

食パン（6枚切）	2枚
コーン（缶詰）	大さじ山盛り2（60g）
マヨネーズ	大さじ2
黒こしょう	適量

原材料（2人前）

作り方

① コーンとマヨネーズを和える。
② 食パンに①を塗る。
③ トースターでパンの表面がカリっとなるまで焼く。
④ お好みで黒こしょうを振る。

甲状腺専門・伊藤病院がおくるヨウ素制限食レシピ

レシピ
もう一品

汁物編

※原材料（各2人前）

みぞれ汁

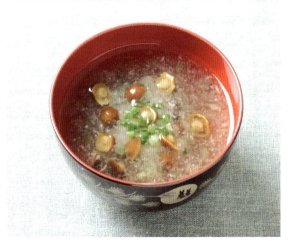

1人前 15 kcal／ヨウ素 2.2 μg

かつおだし汁	1と1/2カップ
しょうゆ	大さじ1
塩	少々
なめこ	10 g
大根（根）おろし	50 g
葉ねぎ	3 cm

① 葉ねぎは小口切りにする（なめこの匂いが気になる場合は一度下茹でする）。
② 鍋にかつおだし汁を加熱し、しょうゆ・塩で味付けし火を弱める。
③ なめこ、大根おろし、葉ねぎを入れ、一度沸騰させてから火を止める。

けんちん汁

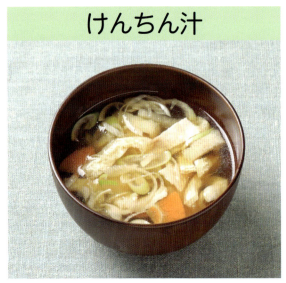

1人前 38 kcal／ヨウ素 2.6 μg

木綿豆腐	1/8丁（30 g程度）
油揚げ	1/4枚
大根	20 g
人参	10 g
ごぼう	10 g
絹さや	2枚
しょうゆ	小さじ1
塩	少々
かつおだし汁	1と1/2カップ

① 豆腐はさいの目、油揚げは5 mm大に切り、大根・人参はいちょう切り、ごぼうはささがきにする。
② 鍋にかつおだし汁を入れ①を茹でる。
③ しょうゆ・塩で味付けし、火を止めて茹でた絹さやを入れる。

沢煮椀

1人前 56 kcal/ヨウ素 1.6 μg	
ごぼう	10 g
人参	10 g
絹さや	4 枚
三つ葉	10 g
干ししいたけ	1/2 個
豚ばら肉	20 g
しょうゆ	小さじ 1/2
塩	少々
かつおだし汁	1 と 1/2 カップ

① ごぼうは細めのささがき、人参、豚ばら肉は千切りにする。
② 干ししいたけは水に戻し細切りにする。
③ 絹さやは下茹でし、千切りにする。
④ 三つ葉は一口大に切る。
⑤ 鍋にかつおだし汁・①②を入れ加熱し、肉に火が通ったら、しょうゆ・塩で味付けする。
⑥ 火を止め、三つ葉・絹さやを乗せる。

根菜類の細切りを肉や魚介など合わせた沢山の材料を使って煮た料理です。「沢」とは「沢山の」という意味です。

すまし汁

1人前 8 kcal/ヨウ素 1.5 μg	
Ⓐかつおだし汁	1 と 1/2 カップ
Ⓐしょうゆ	小さじ 1/4
Ⓐ塩	ひとつまみ (1 g)
豆腐	適量
三つ葉	適量

① 豆腐は 1 cm 大のサイの目、三つ葉は根をおとし 2 cm 大に切る。
② 鍋にⒶを入れ火にかけ、豆腐を入れ煮立たせる。
③ 汁椀によそい、三つ葉を乗せる。

酸辣湯（サンラータン）

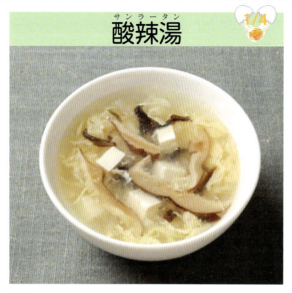

酢の酸味とラー油の辛味と香味を利かせた、酸味豊かな辛みのあるスープです。

1人前 46 kcal/ヨウ素 1.9 μg	
干ししいたけ	1個分
豆腐	20 g
もやし	15本程度
卵	1/2個
水	1と1/2カップ
Ⓐ中華スープの素	小さじ1
Ⓐ塩	少々
Ⓐしょうゆ	少々
酢	小さじ1/2
ラー油・ごま油	適量
片栗粉	小さじ1/3

① 干ししいたけは水に戻し千切り、豆腐はさいの目に切る。
② 鍋に水を入れ、①の具材ともやしを煮る。
③ Ⓐを入れ味付けをし、味が調ったら酢・ラー油・ごま油を加える。
④ 水溶き片栗粉でとろみをつける。
※1人前に卵1/4量を含みます。

春雨スープ

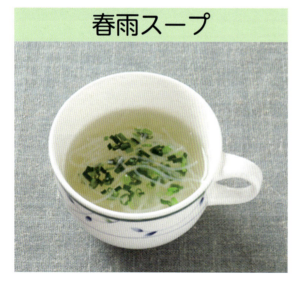

1人前 21 kcal/ヨウ素 0.1 μg	
春雨	10 g
葉大根	大さじ1
中華スープの素	小さじ1
塩	少々
酒	小さじ1/2
水	1と1/5カップ

① 春雨は湯で戻し5 cm大に切る。
② 大根の葉は小口切りにする。
③ 鍋に湯を加熱し、②を茹でる。
④ 調味料を加え、最後に春雨を足してひと煮立ちさせる。
※具材は人参・きくらげ、もやしなど、お好みで追加してください。

ワンタンスープ

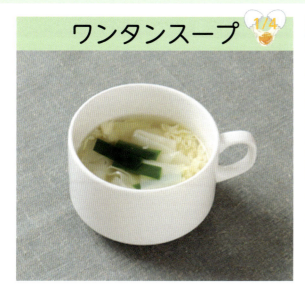

1人前 46 kcal/ヨウ素 1.8 μg	
ワンタンの皮	4枚
にら	1〜2本
卵	1/2個分
中華スープの素	小さじ1
塩・こしょう	少々
酒	小さじ1/2
水	1と1/2カップ

① にらは2cm大に切り、卵は溶く。
② 鍋に水を加熱し、にら、中華スープの素を加える。
③ 斜め1/2に切ったワンタンの皮を入れ透き通ったら、溶き卵を入れる。
④ 塩・こしょうで味付けする。
※1人前に卵1/4量を含みます。

かき玉スープ

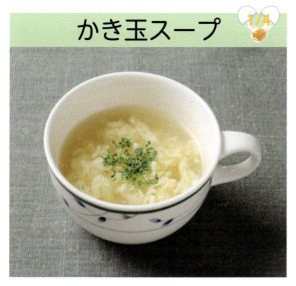

1人前 31 kcal/ヨウ素 2.6 μg	
卵	1/2個
中華スープの素	小さじ1
塩・酒	少々
水	1と1/2カップ
片栗粉	小さじ1
水(片栗用)	小さじ1
パセリ(乾燥)	少々

① 鍋に水を加熱し、中華スープの素、塩・酒で味付けする。
② 溶き卵を鍋に回し入れ卵が浮いてきたら火を弱め、水溶き片栗粉を入れとろみをつける。
③ 全体をさっと混ぜ、カップに盛る。
④ パセリを振る。
※1人前に卵1/4量を含みます。

ミネストローネ

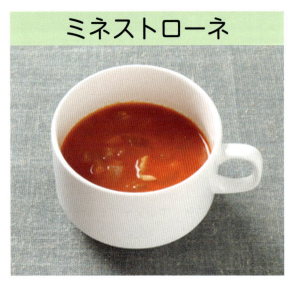

1人前 31 kcal/ヨウ素 2.6 μg

ベーコン	1枚
玉ねぎ	1/4個
人参	1/3本
セロリ	1/8本
ホールトマト缶	半実（1/2個分）
バター	小さじ1
ケチャップ	小さじ1
コンソメ（顆粒）	大さじ1/2
水	1カップ
塩・こしょう	少々

① ベーコン、野菜類、トマトはすべて1cm程のさいの目に切る。
② 鍋にバターを加熱し、ベーコンを炒め、火が通ったら野菜類とトマトを入れ軽く炒める。
③ 水、コンソメ（顆粒）、ケチャップを加え、具がやわらかくなるまで煮る。
④ 塩・こしょうで味を調える。

コンソメスープ

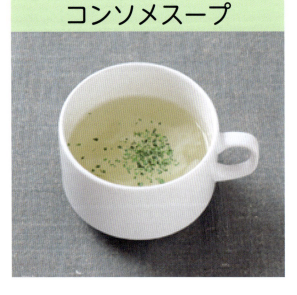

1人前 7 kcal/ヨウ素 0.1 μg

玉ねぎ	20g
❹コンソメ（顆粒）	小さじ1
❹塩・こしょう	少々
水	1と1/5カップ
パセリ（乾燥）	適量

① 玉ねぎはスライスする。
② 鍋に水を入れ、①を入れやわらかくなるまで煮る。
③ ❹で味付けし調味料がとけたら火を止める。
④ 器に盛り、パセリを振る。

味噌汁（豆腐・ねぎ）

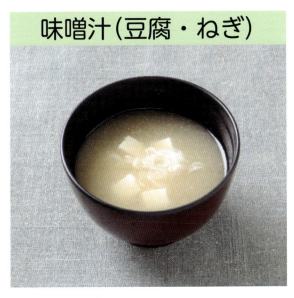

1人前 20 kcal／ヨウ素 1.5 μg	
かつおだし汁	1と1/2カップ
味噌	小さじ2
豆腐	20 g
長ねぎ	適量

① 豆腐はサイの目、長ねぎは小口切りにする。
② 鍋にかつおだし汁を入れ火にかけ、豆腐を入れ煮立たせる。
③ 具材に火が通ったら一度火をとめ、味噌を溶き入れる。
④ 煮立たせないよう火を入れ、沸騰直前に長ねぎを入れ火を消す。

味噌汁（玉ねぎ・じゃがいも）

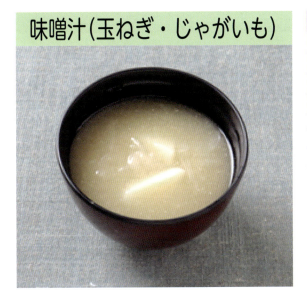

1人前 24 kcal／ヨウ素 1.5 μg	
かつおだし汁	1と1/2カップ
味噌	小さじ2
じゃがいも	1/4個
玉ねぎ	20 g

① じゃがいも、玉ねぎは一口大に切る。
② 鍋にかつおだしと①を入れ火にかけ、煮立たせる。
③ 具材に火が通ったら、一度火をとめ、味噌を溶き入れる。
④ 煮立たせないよう火を入れ、沸騰直前に火を消す。

小鉢

※原材料(各2人前)

粒マスタードサラダ

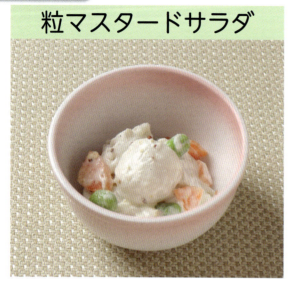

1人前 113 kcal／ヨウ素 0.9 μg

里芋	中4個
玉ねぎ	20 g
人参	20 g
グリーンピース	10粒
マヨネーズ	小さじ4
粒マスタード	小さじ1/3
塩	少々

① 里芋は一口大、人参はスライスし茹でる。
② 里芋、人参、グリーンピースをマヨネーズ・粒マスタードで和える。
③ 塩で味を調える。

アスパラガスマリネ

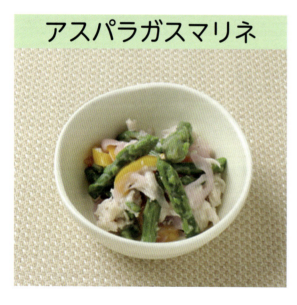

1人前 86 kcal／ヨウ素 0.0 μg

アスパラガス	4本
赤パプリカ	1/4個
黄パプリカ	1/4個
赤玉ねぎ	1/8個
Ⓐ酢	大さじ2
Ⓐオリーブ油	大さじ2
Ⓐレモン	小さじ1
Ⓐはちみつ	小さじ1/2
Ⓐにんにく	小さじ1/2弱
Ⓐ塩・こしょう	少々

① アスパラガスは茹でて3等分、赤・黄パプリカは細切り、赤玉ねぎはスライスし水にさらす。
② Ⓐの調味料を合わせる。
③ ①の野菜の水をよく切り、②で和え、冷蔵庫で冷す。

切り干し大根のナムル

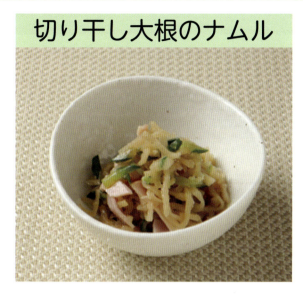

1人前 64 kcal/ヨウ素 1.6 μg	
切り干し大根	15 g
きゅうり	20 g
ロースハム	1 枚
にんにく	1 g
しょうが	1 g
しょうゆ	小さじ 1
ごま油	小さじ 1 弱
砂糖	少々
すりごま	少々

① 切り干し大根は水で戻し、3 cm 程に切る。
② きゅうり・ハムは千切りにする。
③ しょうが・にんにくをおろし、しょうゆ、ごま油、砂糖を合わせ、①・②と和える。
④ 小鉢に盛り、すりごまを振る。

もやしの甘酢和え

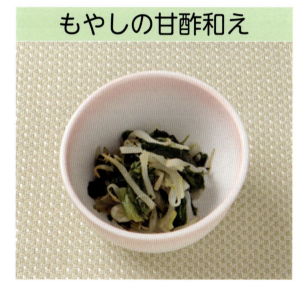

1人前 21 kcal/ヨウ素 1.0 μg	
緑豆もやし	100 g
ほうれん草	1～2 茎
酢	小さじ 2
砂糖	小さじ 1
しょうゆ	小さじ 1
塩	少々

① もやし、ほうれん草は茹でて、ほうれん草は 3 cm 大に切る。
② 酢、砂糖、しょうゆを合わせて①と和える。
③ 塩で味を調える。

人参オレンジラペ

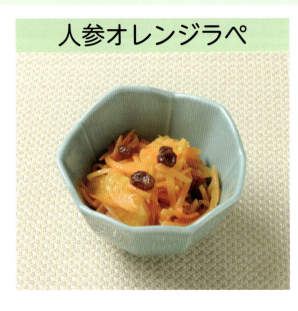

1人前 113 kcal／ヨウ素 0.0 μg	
人参	中1本
オレンジ	2房
干しぶどう	10粒
Ⓐ酢	小さじ2
Ⓐオリーブ油	大さじ1
Ⓐ塩	少々
Ⓐこしょう	少々

① 人参は千切りにし軽く茹でる。
② オレンジは薄皮をむき一口大に切る。
③ ボールにⒶを合わせ、人参、オレンジ、干しぶどうを加え和える。

さつまいものレモン煮

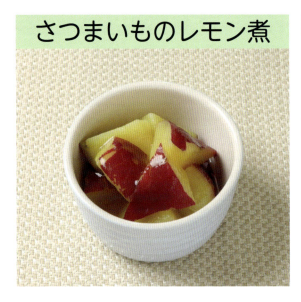

1人前 91 kcal／ヨウ素 0.5 μg	
さつまいも	中1/2
レモン果汁	小さじ1/2
砂糖	大さじ1
水	1/2カップ

① さつまいもは一口大に切る
② 鍋にレモン果汁、砂糖、水を合わせ、さつまいもがやわらかくなるまで煮る。
③ 小鉢に盛る。
（お好みでレモンスライスを添えると香りがよい）

さつまいもサラダ

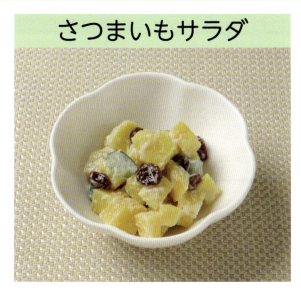

1人前 149 kcal/ヨウ素 1.4 μg	
さつまいも	中 1/2 個
きゅうり	1/3 本
干しぶどう	10 粒弱
塩	少々
こしょう	少々
マヨネーズ	大さじ 1 半

① さつまいもは茹でサイの目に切る。
② きゅうりはサイの目に切る。
③ ①・②・干しぶどうをマヨネーズで和え、塩・こしょうで味を調える。

なすの煮浸し

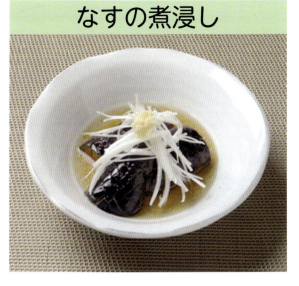

1人前 76 kcal/ヨウ素 0.6 μg	
なす	1 本
サラダ油	大さじ 1
かつおだし汁	1/2 カップ
しょうゆ	大さじ 1
砂糖	小さじ 1/2
みりん	小さじ 1
しょうが(おろし)	小さじ 1/2
長ねぎ(白皮)	適量

① なすはへたを落とし、たてに 4 等分に切り、皮目に 2 mm 間隔の切り目を入れる。
② フライパンに油をひき、なすをしんなりするまで炒める。
③ 鍋にかつおだし汁、しょうゆ、砂糖、みりんを加え、②のなすを入れて煮る。
④ 器に盛り、白髪ねぎ、おろししょうがを飾る。

きんぴらごぼう

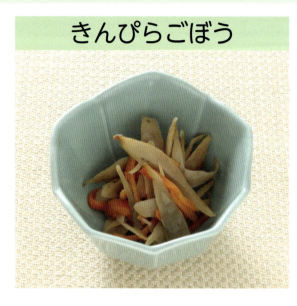

1人前 57 kcal／ヨウ素 0.1 μg	
ごぼう	1/2本
人参	小さめ1/2本
赤とうがらし	1/2本
サラダ油	小さじ1/2
ごま油	少々
しょうゆ	小さじ1と1/2
みりん	小さじ1
かつおだし汁	大さじ1

① ごぼう・人参はささがきにし、ごぼうは水にさらしアクを抜く。
② 赤とうがらしは刻む。
③ フライパンに油をひき、①と②を炒める。
④ しょうゆ、みりん、かつおだし汁を入れ味付けし、仕上げにごま油を入れなじんだら火を止める。

きゅうりのしょうが和え

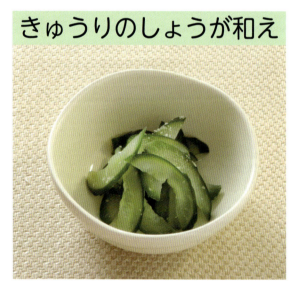

1人前 18 kcal／ヨウ素 0.5 μg	
きゅうり	1本
塩	少々
しょうが	小さじ1/2
砂糖	小さじ1
しょうゆ	小さじ1/2
酢	小さじ2

① きゅうりは千切りし、塩で和え軽く絞る。
② しょうがをおろし、砂糖、しょうゆ、酢と合わせる。
③ きゅうりを②で和える。

※みょうがを加えてもさっぱり美味しくいただけます。

肉じゃが

1人前 128 kcal/ヨウ素 0.6 μg

じゃがいも	中1個
玉ねぎ	中1/4個
人参	1/2本
豚ばら肉	30 g
砂糖	小さじ1
しょうゆ	大さじ1
みりん	小さじ1/2
酒	小さじ1/2
かつおだし汁	1/2カップ
グリーンピース	10粒程度

① 野菜・肉を一口大に切る。
② 鍋にかつおだし汁、酒を加熱し、豚肉・野菜を、アクを取りながら煮る。
③ 具材がやわらかくなったら、砂糖、しょうゆ、みりんで味付けし、具が崩れないように混ぜる。
④ 茹でたグリーンピースを飾る。

青菜のからし和え

1人前 21 kcal/ヨウ素 0.8 μg

ほうれん草	4束
人参	20 g
しょうゆ	小さじ2
みりん	小さじ1/2
かつおだし汁	大さじ1
練りからし	お好み

① ほうれん草を茹で、3 cm大に切り、軽く絞る。
② 人参は千切りにし茹でる。
③ ボールにかつおだし汁、しょうゆ、みりん、練りからしを入れ合わせる。
④ ③にほうれん草、人参を入れ和える。

もう一品　小鉢

デザート

※原材料(各2人前)

杏仁豆腐

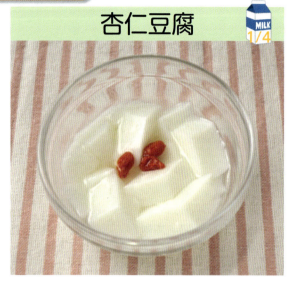

※1人前に牛乳1/4量を含みます。

1人前あたり 88 kcal/ヨウ素 8.0 μg

水	1/4 カップ
粉ゼラチン	小さじ1と1/2
Ⓐ牛乳	1/2 カップ
Ⓐアーモンドオイル	小さじ1/3
Ⓐ砂糖	大さじ2
クコの実	4、5粒
シロップ)砂糖	小さじ2
シロップ)水	1/4 カップ

作り方
① 粉ゼラチンは材料内の水大さじ1程度でふやかす。
② シロップの材料は煮溶かし冷しておく。
③ 鍋に残りの水とⒶを加え沸騰しない程度加熱する。
④ 粉ゼラチンを入れ溶かし火を消す。
⑤ 粗熱をとりバットで冷し固める。
⑥ 固まったらひし形に切り、シロップに入れ、クコの実を乗せる。

フルーツポンチ

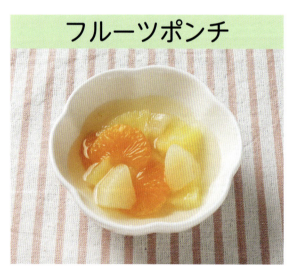

1人前あたり 93 kcal/ヨウ素 0.0 μg

パイナップル缶詰	2切
みかん缶詰	10粒
桃缶詰	1切
Ⓐ砂糖	小さじ2
Ⓐ水	1/4 カップ
Ⓐレモン果汁	少々

作り方
① 缶詰フルーツは一口大に切る。
② Ⓐを鍋に入れ煮溶かし、粗熱を取ってから冷蔵庫で冷やす。
③ ①のフルーツを盛り②のシロップをかける。

ヨーグルトムース

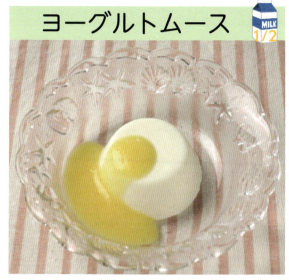

※1人前に牛乳1/2量を含みます。

1人前あたり 130 kcal／ヨウ素 8.0 μg	
プレーンヨーグルト	80 g
生クリーム	大さじ1
粉ゼラチン	小さじ1
水	小さじ1
砂糖	小さじ2
黄桃（缶詰）	1/2個分

作り方

① 粉ゼラチンは水でふやかす。
② 鍋にヨーグルト、生クリーム、砂糖、①を加え、沸騰しない程度に溶かす。
③ ゼリー型に流し、冷し固める。
④ 黄桃はミキサーにかける。
⑤ ムースを型から抜き、④をかける。

愛玉子風レモンゼリー（オーギョーチー）

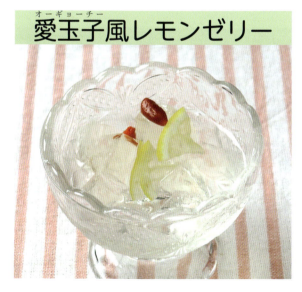

1人前あたり 63 kcal／ヨウ素 0.0 μg	
Ⓐ砂糖	小さじ2
Ⓐ水	120 ml
Ⓐレモン果汁	小さじ4
Ⓐ粉ゼラチン	小さじ1と1/2
Ⓑ砂糖	大さじ1と1/2
Ⓑ水	1/4カップ
レモン	スライス2枚
クコの実	4粒

作り方

① Ⓐの粉ゼラチンは大さじ1（材料外）の水でふやかす。
② Ⓐを鍋に入れ弱火で煮溶かす。
③ ②の粗熱を取り、冷蔵庫で冷やし固める。
④ ゼリーが固まったら1cm大のサイの目に切る。
⑤ Ⓑを鍋で煮溶かし粗熱を取り、冷蔵庫で冷やす。
⑥ 器に④のゼリー、⑤のシロップを入れスライスレモンと水で戻したクコの実を乗せる。

もう一品　デザート

あんみつ

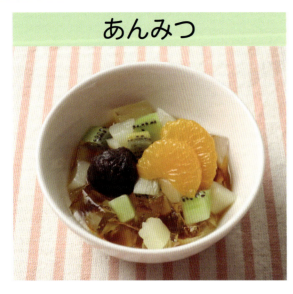

1人前あたり 60 kcal/ヨウ素 0.0 µg)

水	3/4 カップ
粉ゼラチン	小さじ 1 と 1/2
砂糖	小さじ 2
みかん（缶詰実）	4 粒
白桃（缶詰実）	1/2 個分
キウイ	1/4 個
こしあん	大さじ 1
黒蜜	大さじ 2

作り方

① 粉ゼラチンは材料内の水大さじ 1 程度でふやかす。
② 鍋に残りの水、砂糖、①を入れ、沸騰しない程度に煮溶かす。
③ 粗熱を取りバットで冷し固めて、サイの目に切る。
④ 器に③のゼリーを乗せ、食べやすい大きさに切った果物とこしあんを盛り、黒蜜をかける。

水ようかん

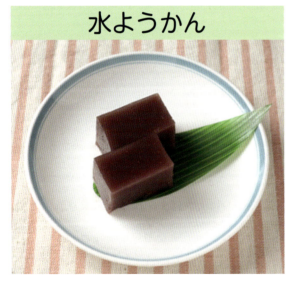

1人前あたり 64 kcal/ヨウ素 0.0 µg

こしあん	50 g
砂糖	小さじ 2
塩	少々
水	60 ml
粉ゼラチン	小さじ 1

作り方

① 粉ゼラチンは材料内の水大さじ 1 程度でふやかす。
② 鍋に残りの水、砂糖、あん、塩、①を入れ、沸騰しない程度に煮溶かす。
③ カップに流し入れ、混ぜながら粗熱をとる（分離を防ぐため）。
④ 冷蔵庫に入れる前に再度軽くかき混ぜ、冷蔵庫で冷し固める。
⑤ 型から抜く。

その他デザート

口の中でさっと溶け、もっちりした食感も味わえる寒天を使用しないゼラチンゼリーです。
粉ゼラチンは液体の2〜3％の分量を目安にしています。
（詳細はメーカー指定量を参考にしてください。）

果汁のゼリー

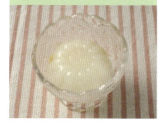

1人前ヨウ素 0.0 μg	
果汁ジュース	2/3カップ
粉ゼラチン	小さじ1（3g）
砂糖	小さじ2

カルピスゼリー

1人前ヨウ素 1.2 μg	
カルピス（原液）	1/4カップ
水	1/2カップ
粉ゼラチン	小さじ1

※1人前に牛乳少量を含みます。

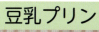

豆乳プリン

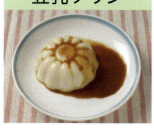

1人前ヨウ素 0.0 μg	
豆乳	2/3カップ
砂糖	小さじ2
粉ゼラチン	小さじ1
黒蜜・きなこ（あとがけ）	適量

作り方

① 粉ゼラチンは大さじ1弱の水でふやかす。
② 鍋に材料をすべて入れ、弱火で沸騰しない程度に加熱し煮溶かす。
③ 容器に流し入れ、粗熱を取って冷蔵庫で冷し固める。
※容器に入れる際に、ゼリーの種類によりナタデココや果物を入れても美味しく仕上がります。

甲状腺専門・伊藤病院がおくるヨウ素制限食レシピ

レシピ

たれ・ドレッシング

万能たれ

※すべて4人分の分量です

和風香味ねぎたれ

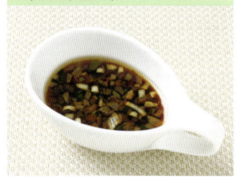

香味野菜の旨みが淡白な食材とよく合うたれです。

1人分あたりヨウ素 0.03μg

しょうが（おろし）	小さじ2
長ねぎ（白部分）	1/2本
葉ねぎ	3本
しょうゆ	大さじ4
みりん	大さじ2
ごま油	大さじ2
砂糖	小さじ2

① 長ねぎはみじん切り、葉ねぎは小口切りにする。
② 鍋にしょうゆ、みりん、ごま油、砂糖を入れ加熱し、砂糖が溶けたらしょうがを入れ火を消す。ねぎ類を入れ、たれに漬け込む。

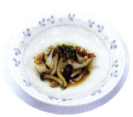

蒸し鶏の香味ねぎたれ

酸味香味たれ

さっぱりした酸味は揚げ料理によく合います。

1人分あたりヨウ素 0.05μg

葉ねぎ	2本
しょうゆ	大さじ2
砂糖	大さじ1と1/2
一味唐辛子	少々
酢	大さじ3と1/2
ごま油	大さじ1

① 鍋にしょうゆと砂糖を入れ、弱火で煮溶かす。
② 一味唐辛子、酢、ごま油、小口切りにした葉ねぎを加え、火を消す。

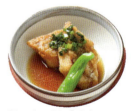

鯛の竜田揚げ香味ソース

シャリアピンソース

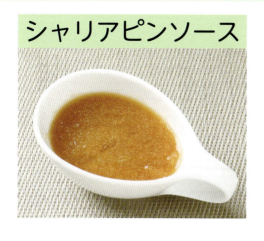

1人分あたりヨウ素 0.40 μg	
玉ねぎ	1/2 個
しょうゆ	大さじ 3
酒	大さじ 2
みりん	大さじ 1 と 1/2
バター	小さじ 2

① 玉ねぎはすりおろす。
② 鍋に材料をすべて入れ、玉ねぎに火がとおり透き通るまで弱火で加熱する。

ごまだれ

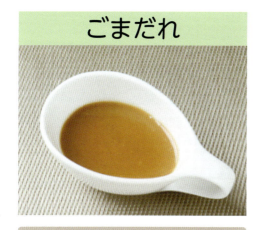

1人分あたりヨウ素 0.05 μg	
練りごま	1/2 本(80 g)
みりん	大さじ 3
しょうゆ	大さじ 4
かつおだし汁	大さじ 3

鍋にかつおだし汁を入れ弱火で加熱し温まったら、練りごま、みりん、しょうゆを加え、よく混ぜ火を消す。

こってりしたごまの旨みが美味しいたれです。豚しゃぶの付けだれなどにも合います。

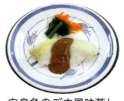

白身魚のごま風味蒸し

たれ・ドレッシング　万能たれ

蒲焼のたれ

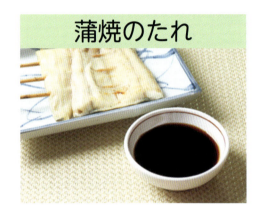

1人分あたりヨウ素 0.00 µg	
酒	大さじ2
みりん	大さじ4
砂糖	大さじ4
しょうゆ	大さじ4

①鍋に酒、みりんを入れ強火で沸騰させる。

②中火にし砂糖、しょうゆを入れ、沸騰したら弱火で5分程度煮つめる。

※うなぎ・穴子の蒲焼調理に最適です。

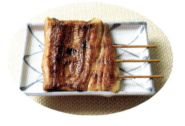

ドレッシング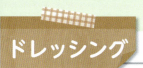

※材料は約5人分の分量で、すべてを混ぜ合わせる

和風ドレッシング

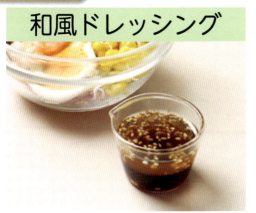

大さじ1あたり　ヨウ素 0.06 μg	
しょうゆ	大さじ2
砂糖	小さじ1/2
しょうが（おろし）	小さじ1/8
酢	大さじ1
オリーブオイル	大さじ2
いりごま	お好みで

中華ドレッシング

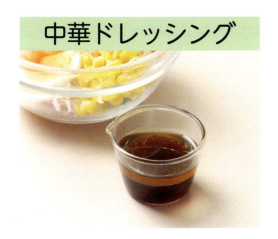

大さじ1あたり　ヨウ素 0.06 μg	
しょうゆ	大さじ2
砂糖	小さじ1/2
にんにく（おろし）	小さじ1/8
酢	大さじ1
オリーブオイル	大さじ1
ごま油	大さじ1/2
ラー油	4、5滴（お好みで）

マリネドレッシング

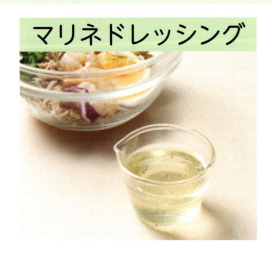

大さじ1あたり　ヨウ素 0.00 μg	
酢	大さじ2
レモン汁	小さじ1
砂糖	小さじ1/2
オリーブオイル	大さじ2
塩・黒こしょう	少々

チョレギドレッシング

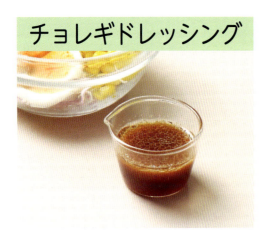

大さじ1あたり　ヨウ素 0.02 μg	
しょうゆ	大さじ1
砂糖	小さじ1/2
酢	大さじ1
ごま油	大さじ1/2
にんにく（おろし）	小さじ1/8
玉ねぎ（おろし）	小さじ1
中華スープの素	小さじ1/4

オーロラドレッシング

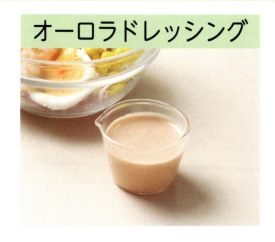

大さじ1あたり　ヨウ素 0.94 μg	
マヨネーズ	大さじ2
ケチャップ	小さじ2
オレンジジュース	小さじ2

練りごまドレッシング

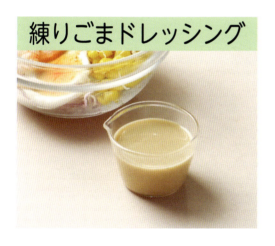

大さじ1あたり　ヨウ素 0.02 μg	
練りごま	大さじ1
酢	大さじ2
しょうゆ	大さじ1
塩	少々
オリーブオイル	大さじ2

甲状腺専門・伊藤病院がおくるヨウ素制限食レシピ

おわりに

1. 放射性ヨウ素（アイソトープ）を用いた検査と治療（放射性ヨウ素内用療法）について

1. アイソトープ検査

　甲状腺がどのくらいの量の放射性ヨウ素を取り込んだか（甲状腺摂取率）を測定したり、甲状腺の形態を画像（シンチグラム）で捉えることによって、バセドウ病をはじめとする甲状腺疾患の診断に用いられます。

　また、甲状腺がんの遠隔転移を調べることにも利用されます。これは甲状腺がんから転移した細胞は甲状腺と同様に放射性ヨウ素を取り込む性質が残っている場合があるからです。甲状腺がんの転移を調べる場合は、甲状腺が残っていると甲状腺に放射性ヨウ素が取り込まれてしまい転移した部位がわからなくなるので、アイソトープ検査前に甲状腺を全部切除（甲状腺全摘）しておく必要があります。

2. アイソトープ治療（放射性ヨウ素内用療法）

　大きく分けて2つの疾患に対する治療があります。

1）バセドウ病

　甲状腺に取り込まれた放射性ヨウ素によって、過剰に分泌されている甲状腺ホルモンの量を正常化させる治療法です。放射性ヨウ素が甲状腺に取り込まれるとそこから放たれる微弱な放射線（β線）によって、甲状腺の一部の細胞を破壊し甲状腺ホルモンの分泌を正常化させます。

2）甲状腺がん

　甲状腺がんの治療は手術で切除することがファーストチョイスです。放射性ヨウ素は、手術後、微小ながん細胞が残り再発する危険性を取り除く治療（アブレーション）や切除が不可能であった病巣、肺や骨などの遠隔転移の治療（アイソトープ（RI）大量療法）に用いられます。この場合、甲状腺を全部切除（甲状腺全摘）しておくことが必要です。甲状腺がんや甲状腺がんから転移した細胞に放射性ヨウ素を取り込ませ、身体の内部から放射線（β線）で甲状腺がん細胞を破壊していきます。甲状腺がんの遠隔転移の治療の場合は、バセドウ病の治療やアブレーションより大量の放射性ヨウ素を使用します。

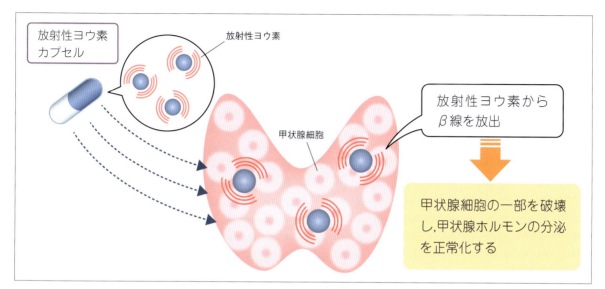

バセドウ病のアイソトープ治療

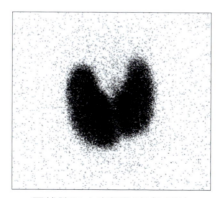

甲状腺ヨウ素摂取率(66%)
放射性ヨウ素が甲状腺全体に取り込まれている

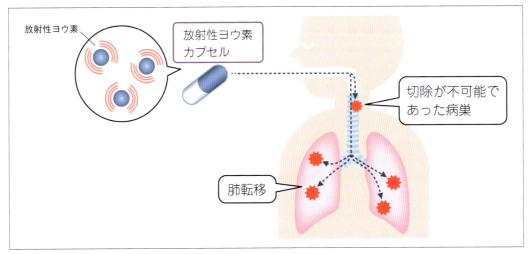

甲状腺がんのアイソトープ治療

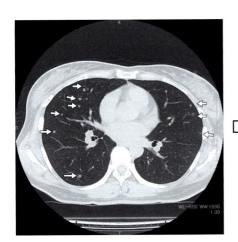

治療前胸部CT
肺転移が認められる(矢印)

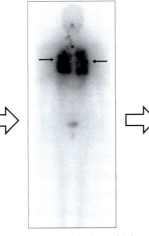

放射性ヨウ素内用療法
(アイソトープ(RI)大量療法)
放射性ヨウ素が肺(矢印)に
取り込まれている

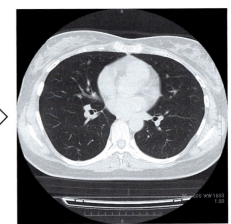

治療後の胸部CT
肺転移がほぼ消失している

2. バセドウ病、橋本病とヨウ素

1. バセドウ病とヨウ素

　ヨウ素を過剰に摂りすぎると、ヨウ素欠乏地域ではヨウ素誘発性の甲状腺機能亢進症を発症することがあります。しかし、日本は海に囲まれているため、日常から海産物を多く食べていますし、またこんぶ出汁（だし）にもヨウ素が多く含まれているので、食生活で十分なヨウ素を摂っています。このためヨウ素の過剰摂取で甲状腺機能亢進症が起こることはまずありません。バセドウ病の患者さんは、通常量ならあまりヨウ素摂取量を気にする必要はありません。

2. 橋本病とヨウ素

　甲状腺に異常のない方がヨウ素を過剰に摂取しても、甲状腺機能に異常が出ることはあまりありませんが、橋本病の患者さんがヨウ素を過剰に摂ると、甲状腺機能が低下し、甲状腺の腫れが大きくなることがあります。ヨウ素は甲状腺ホルモンの原料なので、海藻類などに含まれるヨウ素をたくさん摂ると甲状腺ホルモンが増加すると思われるかもしれませんが、まったく逆で甲状腺機能が低下してきてしまいます。特にこんぶの過剰摂取は控えたほうがよいので、毎日、根こんぶやこんぶエキスなどを摂り続けたりすることは避けましょう。また、毎日ヨード（ヨウ素）入りうがい薬でうがいをすることもよくありません。甲状腺機能が低下になってもヨウ素の過剰摂取をやめると甲状腺機能は回復します。

3. バセドウ病に対する放射性ヨウ素内用療法後のお食事

放射性ヨウ素内用療法後、一定期間のあとはヨウ素制限の必要はありません。

1) 治療後は徐々に甲状腺機能が正常化されるため、基礎代謝も正常化されます。体重減少があった方は元の体重にもどっていきますが、体重が増えすぎてしまう場合やもともと食欲増進により治療前から体重が増加している場合は食事量の見直しが必要となり、標準体重を目安に食事量を調整する必要があります。

$$身長(m) × 身長(m) × 22 = 標準体重(kg)$$

※Body Mass Index(BMI):22が基準となり、病気にかかりにくい体重です。
25以上は「肥満」、18未満は「やせ」となります。

体重の増えすぎは、高血圧や糖尿病などの生活習慣病の発症にもつながりますので適切な体重を目指しましょう。

①基本的には間食を控えましょう。
②食品目数は変えずに、1品量を減らしバランスよい食事をしましょう。
③食物繊維(野菜・きのこ・こんにゃく類など)をたくさん摂りましょう。

2) 内用療法治療後、ホルモン値が正常に戻るまでの期間は亢進状態が続きます。エネルギー以外にも、ビタミン・ミネラルの代謝も亢進します。特に糖代謝・たんぱく質代謝・脂質代謝に必要なビタミンB群の代謝も亢進しているため、カロリーを抑えながらも肉・魚・卵・豆製品などバランスよく摂取する必要があります。

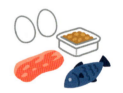

3) 代謝は日中高まり、夜間睡眠時には低下します。また、夜間は睡眠で活動量も減るため、夕食を軽めにすることも大切です。

4) 若年男性では、甲状腺ホルモン亢進時に周期性四肢麻痺(発作的に筋が脱力する症状)が起きやすい傾向があります。治療後、ホルモン値が正常化するまでは麺・ご飯などの炭水化物や、砂糖などの糖質の多量摂取を控えましょう。

4. 甲状腺機能低下症のお食事について

　橋本病の患者さんは、ヨウ素の大量摂取をすることで甲状腺機能低下を示したり、無痛性甲状腺炎が起こる場合がありますので、ヨウ素の**大量摂取**は控えてください。

　放射性ヨウ素シンチグラフィや放射性ヨウ素内用療法のためのヨウ素制限までの食事制限は不要ですが、こんぶはヨウ素の含有量が非常に多いため注意が必要です。ヨウ素は水溶性のためこんぶを使用しただし汁にも溶け出すのでこんぶだしも同様です。こんぶ・こんぶだしは、**連日の摂取や大量の摂取**は控えるほうが安全です。

　その他の海藻類や牛乳・卵などは摂取制限の必要はなく、バランスよく食事をするとよいでしょう。

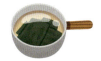

　キャベツ、ブロッコリーなどのアブラナ科の野菜や大豆製品にはゴイトロゲンという抗甲状腺作用のある反栄養素が含まれていますが、諸説あり食べ過ぎなければ問題ありません。

　甲状腺機能が低下している間は、基礎代謝の低下により体重が増えやすい傾向があります。標準体重を把握し、甲状腺機能が正常化後も体重が多い場合は標準体重に近づけるよう食事量を調整しましょう。

食品名	1回あたりの量	含まれるヨウ素
こんぶの佃煮	10 g	1.1〜20 mg
ヨード卵	50 g/個	0.65 mg
こんぶだし	100 ml	1.5〜3 mg
ひじき	30 g（乾燥4 g）	1.88 mg
わかめ	30 g（小鉢1回）	0.48 mg
もずく	50 g（小鉢1回）	0.35 mg
めかぶ	50 g（小鉢1回）	0.2 mg
のり	0.5 g（おにぎり用1枚）	0.01 mg

5. 外食の選び方

1. 和食

こんぶのだしやこんぶ・海藻類を使用することが多いため制限期間内は避けましょう。

<禁止食材を含む可能性が高く避けたほうがよいものの一例>

・鉄板焼き/お好み焼き →お好み焼きソースや後乗せ食材（青海苔など）、使用する食材に禁止食材を含む場合が多くあります。

・寿司 →酢飯は炊く際にこんぶを使用するものが多く、食材（ネタ）に禁止食材を含む場合も多くあります。

・定食 →味噌汁や漬物にもこんぶエキスを含むものもあります。煮魚・煮物はだし汁に気をつけましょう。内容に気をつけて摂取する必要があります。

・鍋 →だし（鍋汁）やつけだれのぽん酢・すき焼きだれにこんぶを使用したものが多くあります。

・おでん →だし汁にこんぶを使用していたり、練り製品や結びこんぶにヨウ素を含みます。

2. 洋 食

和食に比べ、魚介類の使用頻度が低い料理です。卵・乳製品の量に注意しメニューを選ぶ必要があります。

ウインナーやベーコンには赤色着色料や増粘多糖類（カラギナン）が含まれているものもありますので、放射性ヨウ素内用療法（アブレーション・アイソトープ（RI）大量療法）に対する制限がある場合は、使用していない料理をお選びください。

＜禁止食材の使用頻度が少ないもの＞

| ミートソース | ステーキ | ハンバーグ | カレー |

 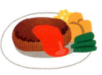

＊和風○○というメニューや和風の味付けのものは海苔やだしなどに気をつけましょう

＜1食食べると1日の制限量を超える可能性が高いもの＞

オムレツ　　オムライス　　スクランブルエッグ

 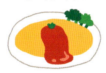 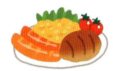

＊上記メニューの場合、1食に鶏卵2〜3個を使用している場合もありますので量に注意が必要です

グラタン　　クリームシチュー　　クリームパスタ　　ピザMサイズ1/2

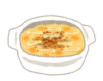 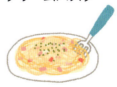 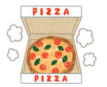

＊クリーム系は牛乳200 ml、チーズ100 g程度を含みますので、その他の食事時間の献立で制限しましょう。また具材で魚介類を含む場合も禁止・制限の食品がないか確認しましょう

3. 中　華

<禁止食材の使用頻度の少ないもの>

酢豚　　　　ホイコーロー　　　餃子　　　　　<その他>
  　　油淋鶏（ユーリンチー）、麻婆豆腐
　　　　　　　　　　　　　　　　　　　　　　炒飯、冷し中華

＊放射性ヨウ素内用療法（アブレーション・アイソトープ（RI）大量療法）の方は、紅しょうが・オイスターソースを使用した料理は避けてください。

＊卵を含む場合、使用されている量に気をつけましょう。

<1食食べると1日の制限量を超える可能性が高いもの>
　　かに玉、天津飯、八宝菜

＊上記メニューの場合、1食に鶏卵2〜3個（料理によりうずらの卵）使用している場合もありますので量に注意が必要です。

4. アジアン

1) 焼肉→内臓肉は避けてください。キムチはこんぶエキスを含む可能性が高い食品です。

2) ベトナムなどの一部地域の料理店では現地の調味料を使用している可能性が高く、ヨウ素添加している塩を使用する可能性があるので調味料をご確認いただくか、避けたほうがよいでしょう。

5. その他（お湯で温めるだけのレトルトパック）

ヨウ素の量が制限されているレトルト食品もありますので、取り入れることで「頑張りすぎないヨウ素制限」ができます。

「ヨードライトC」のご注文・製品に関するお問い合わせ

株式会社コスミックコーポレーション

URL：https://www.cosmic-jpn.co.jp

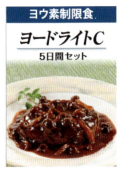

6. 放射性ヨウ素内用療法(アブレーション・アイソトープ(RI)大量療法)後のお食事について

　放射性ヨウ素内用療法(アブレーション・アイソトープ(RI)大量療法)後、一定期間のあとはヨウ素制限の必要はありません。放射線治療後に吐き気や口腔内乾燥などが起こる場合もありますので、お食事が摂りにくい場合は参考になさってください。

1. 吐き気・不快感

　軽度で、食事が食べられる場合は、軟らかく消化が良いものを食べられるタイミングで食べましょう。

　「冷たいもの」「さっぱりしたもの」「口当たりが良いもの」が好まれます。

◆おすすめメニュー◆
プリンやゼリー、果物類、味噌汁やスープ、温泉卵/卵豆腐、そうめん

　嘔吐した場合は1時間程度食事を控え、常温のスポーツドリンクなどの糖質とミネラルを含む水分を少しずつ摂りましょう。

2. 味覚変化

　「味がしない」「変な味に感じる」「まずい」など、食事の味に不快を感じる場合があります。放射線の影響により唾液量の減少や粘膜の変化が原因と言われています。

1)　水分が多めの食事にし、口腔内乾燥対策をしましょう(詳しくは次項目3参照)
2)　だし、香味野菜や酸味などを使用し風味を活かしましょう
3)　人肌に冷ますと味を感じやすくなります

　熱すぎる・冷たすぎると味覚を感じにくくなるため、人肌・常温でも美味しく食べられる食品は冷まして食べましょう。

4)　不快な味付けや食品は避けましょう

　肉・魚が不快な場合は、豆腐や乳製品などに。甘味が不快な場合は酸味や塩気を増やすなど。

※食事量が減っている場合は、亜鉛が不足している可能性もあります。放射線療法による味覚変化が亜鉛補充により改善されるという根拠は現在定かではありませんが、バランスよく食事を摂り亜鉛を不足しないよう心がけましょう。

＜亜鉛が多い食品＞
卵黄、赤身肉、そば、チーズ、うなぎ、牡蠣、ココア

3. 口腔内乾燥

　口腔内乾燥は甲状腺に対する放射線治療後の患者さんを悩ませる副作用の1つです。唾液には物理的作用として口腔内潤滑・粘膜の保護・咀嚼（そしゃく）や嚥下の補助・口腔内の洗浄作用があり、化学的作用としては消化補助・抗菌作用・pHの維持・歯の再石灰化などの作用があります。

　唾液腺は放射線の影響を受けやすく、唾液分泌に影響を与えます。

　唾液腺にはネバネバと粘度がある粘液腺（舌下腺・顎下腺）と、サラサラの唾液を出す漿液腺（耳下腺）があり、漿液腺は放射線に対し感受性が高く唾液量の減少とともに、口の中がネバネバするように感じます。

　食事に関しては、物が飲み込みにくく感じたり、口の中に食品がくっつき噛みにくさを感じる方もいます。

　食べにくい場合の対処方法をご紹介します。

1) 水分を含ませる調理方法
　焼き物より煮物、麺類やお粥など水分の多い食品が食べやすくなります。

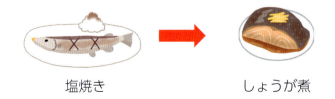

塩焼き　→　しょうが煮

2) 水分が多い食品を使用しましょう（小鉢などに最適です）

水分の多い食品は乾燥した口腔内を潤し、食事をスムースにしてくれます。

なすの煮浸し　　　　　とろろ　　　　　　温泉卵

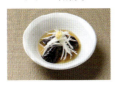 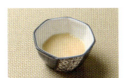 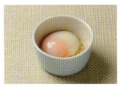

その他、トマトのサラダ・納豆・刻みオクラ・茶碗蒸し

3) 食事に汁物を追加する

汁のある麺や、あんかけのつくメニューも食べやすくなります。

煮物の煮汁に片栗粉でとろみをつけることも効果的です。

4) 適度な脂質を加える

滑らかになり、食べやすくなります。南瓜・芋類などパサつくものはバターや生クリームを少量加えることで、パサつきを抑えられます。

その他、唾液量の不足により口腔衛生機能が低下し歯周病や虫歯の進行、口内炎の発生にもつながりやすくなります。

＊口腔内の清潔を保つため、食事後はマウスウォッシュでのうがいや歯磨きをし、清潔に保ちましょう。

7. よくあるご質問

1. 魚介類

「魚の1人前はどれくらいですか？」

→魚の切り身で1枚、鯵などの大きさの干物などは1尾、刺身で5、6切程度です。
　重量では可食部100g以下を目安にしてください。

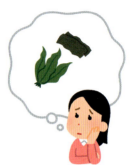

「魚の練り物（はんぺん・ちくわ・かまぼこなど）は食べられますか？」

→原材料の魚のすり身の魚種がわかるもので禁止の魚種でないものであれば食べても問題ありませんが、多くは「たら」（たらは魚類の中でもとても多くヨウ素を含みます）を使用しているものが多いため、魚種がわからないものや「たら」「禁止魚種」を使用したものは控えてください。

「食べてよい魚と、食べてはいけない魚はどう違いますか？」

→100gあたりに含まれるヨウ素の量が多いものを禁止、少ないものを1日1回までとしています。

2. 牛乳・乳製品

「1回分（1食分）とはどのくらいですか？」

→牛乳は1本200ml程度、ヨーグルトは1個100g程度です。

3. 卵

「1回分（1食分）とはどのくらいですか？」

→1日1個を目安としてください。

4. だし

「だしは何が使えますか？」

→こんぶだし以外は使用できます。具体的には、かつおだし・いりこだし・さば節だしです。煮物には干ししいたけのだしもよく合います。

5. 調味料

「塩はどれを使えばいいですか？」

→岩塩や国産の塩（国内の一般販売店で売られているものであれば可）。

ただし、海外で購入したり、お土産でもらった（個人で持ち込んだ）調味料はヨウ素を添加したものの可能性があるため避けてください。

「アミノ酸は大丈夫ですか？」

→問題ありません。

「合わせ調味料とは何ですか？」

→塩・こしょう・旨み調味料などが混ぜられた調味料です。

6. 飲み物

「こんぶや海藻エキスが入った飲み物は何ですか？」

→こんぶ茶などのブレンド茶、スポーツドリンクなどは禁止です。ご自宅で入れた緑茶や麦茶、珈琲などは摂取可です。また100％果汁ジュースやコーラ、サイダーなども可です。

7. 加工肉（ハム・ベーコン・ウインナーなど）

「購入する際に気をつけることは何ですか？」

→下記の表記のあるものは避けてください。

増粘多糖類、安定剤、増粘剤（カラギナン・アルギン酸・不明のもの）、こんぶエキス、赤色〇号

→輸入品の加工肉・内臓肉の加工肉（レバー・ソーセージ）は禁止です。

8. 漬物

「漬物やキムチは食べていいですか？」

→外食でつけられているものは避けてください（原材料不明のため）。

ご購入の際は原材料をご確認ください（こんぶ・こんぶエキス、海藻成分、赤色着色料、増粘多糖類など不使用のもの）。

ご自宅で漬ける場合は禁止食材を使用していないものであれば摂取可です。

9. 麺 類

「麺類は何が食べられますか？」

→うどん、そば、中華麺、パスタやマカロニなどは大丈夫です。

ひすい麺は「わかめ」を練りこんでいるものもあり禁止です。

そうめんのピンク色のものは赤色着色料を使用していますので避けてください。

和風麺の場合、だし汁はこんぶだし以外でお召し上がりください。

焼きそばは付属のソースの原材料をご確認いただき、海藻エキスの使用していないものか、ウスターソース（焼きそばソースやお好み焼きソースはこんぶだしを含むのもが多いです）をご使用ください。

＊商品により上記Q＆Aに該当しない場合もあるため、ご購入の際は原材料をご確認ください。

甲状腺専門・伊藤病院がおくるヨウ素制限食レシピ

Recipe Index

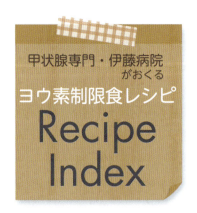

甲状腺専門・伊藤病院がおくる
ヨウ素制限食レシピ
Recipe Index

主菜

料理名	ページ
揚げ豆腐のあんかけ	79
揚げ鶏のねぎぽん酢	29
油麩の鶏すき風煮込み	47
あんかけ焼きそば	95
えび玉	89
海鮮チリソース	61
カレーライス	111
キーマカレー	113
きつねうどん	99
牛丼	104
五目炒飯	105
鮭のちゃんちゃん焼き	59
鯖の山椒焼き	51
鯖の竜田揚げ	67
鯖の南部焼き	63
鯖の味噌煮	55
舌平目のカレー焼き	57
スクランブルエッグ	85
巣ごもり卵	87
ソース焼きそば	98
鯛の竜田揚げ香味ソース	53
タンドリーチキン	43
チキン南蛮	27
ちらし寿司	107
青椒肉絲（チンジャオロースー）	45
天ぷら5種盛り	69
豆腐ソテーきのこソース	73
豆腐のそぼろ煮	77
鶏肉のマスタード焼き	31
とろろそば	100
なすとベーコンのトマトスパゲッティ	103
生揚げの甘辛炒め	81
ハンバーグ	39
ビビンパ	109
冷やし中華	97
豚しゃぶの味噌だれ	33
豚のしょうが焼き	35
回鍋肉（ホイコーロー）	37
ほうれん草のクリームスパゲッティ	102
麻婆豆腐	75
まぐろの香り焼き	65
ミートオムレツ	91
ミートソーススパゲッティ	101
油淋鶏（ユーリンチー）	41

副菜

料理名	ページ
青菜のお浸し	35
青菜のからし和え	137
青菜のしそ和え	79
アスパラガスサラダ	43
アスパラガスマリネ	132
えびのマヨネーズ和え	29
オクラのおかか和え	63
黄身酢和え	55
キャベツのごま和え	91
きゅうりのしょうが和え	136
切り干し大根のナムル	133
きんぴらごぼう	136
高野豆腐の含め煮	33
ごぼうサラダ	39
小松菜のごま和え	47
小松菜マリネ	53
根菜のごま炒め	67
さつまいもサラダ	135
さつまいものレモン煮	134
里芋サラダ	57
里芋の味噌煮	73
塩ナムル	45
焼売	61
春菊のからし和え	59
大根サラダ	27, 75
ちんげん菜サラダ	81
粒マスタードサラダ	132
なすの煮浸し	135
肉じゃが	137
人参オレンジラペ	134
人参しりしり	65
白菜和風サラダ	77
春雨サラダ	37
拌三絲（バンサンスー）（春雨サラダ）	61
もやしの和え物	69
もやしの甘酢和え	133
もやしの香り和え	51

野菜サラダ 31, 41, 85, 87, 89	酸辣湯(サンラータン) 128	はちみつしょうがゼリー 47
野菜の旨煮 63	すまし汁 33, 35, 55, 127	はちみつ柚子ゼリー 69
	中華スープ 37, 41, 81, 89	ぶどうゼリー 73

ご飯

きのこご飯	65
かしわ飯	117
小松菜混ぜご飯	116
さつまいもご飯	114
山菜ご飯	115
しょうがご飯	79, 114
大根ご飯	116
たけのこご飯	115

中華風とろみスープ 53
春雨スープ 75, 128
パンプキンスープ 43
ひやむぎの吸い物 65
麩の味噌汁 67
味噌汁 57, 77, 91
味噌汁(玉ねぎ・じゃがいも) 131
味噌汁(豆腐・ねぎ) 131
みぞれ汁 79, 126
ミネストローネ 130
ワンタンスープ 29, 129

フルーツポンチ 138
水ようかん 140
桃ゼリー 81
洋梨ゼリー 91
ヨーグルトムース 139
りんごゼリー 31
和風みかんゼリー 27

パン

サンドイッチ	120
ピザトースト	122
フレンチトースト	121
マヨコーントースト	123

デザート

杏仁豆腐	138
あんみつ	140
愛玉子(オーギョーチー)風レモンゼリー	45, 139
オレンジゼリー	55
果汁のゼリー	141
カルピスゼリー	61, 67, 141
栗ぜんざい	59
白ぶどうゼリー	75
豆乳プリン	141

たれ・ドレッシング

オーロラドレッシング	149
蒲焼のたれ	146
ごまだれ	145
酸味香味たれ	144
シャリアピンソース	145
タルタルソース	27
中華ドレッシング	147
チョレギドレッシング	148
手作りぽん酢	33
天つゆ	69
練りごまドレッシング	149
マリネドレッシング	148
和風香味ねぎたれ	144
和風ドレッシング	147

汁物

赤だし汁	47
かき玉スープ	129
けんちん汁	126
コーンスープ	87
コンソメスープ	31, 39, 85, 130
沢煮椀	51, 127

著者の紹介

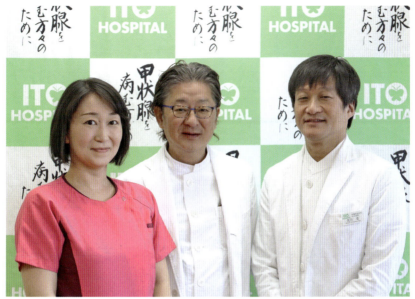

監修　伊藤　公一（伊藤病院、院長）（中央）
北里大学医学部卒業、東京女子医科大学大学院修了。医学博士。
2017年、80周年を迎えた甲状腺専門病院・伊藤病院（東京・表参道）の三代目院長。伊藤病院グループとして2004年大須診療所（現 名古屋甲状腺診療所）、2017年さっぽろ甲状腺診療所を開設。

編集　北川　亘（伊藤病院、診療技術部部長）（右）
日本医科大学卒業、日本医科大学大学院修了。医学博士。
2006年から伊藤病院外科医長、2008年から現職。外科医として診療にあたりながら、伊藤病院臨床栄養室を統括。趣味は料理で調理師免許を持つ。

執筆　高橋　優香（伊藤病院、臨床栄養室主任）（左）
東京家政大学家政学部卒業。
2008年から伊藤病院に勤務し、管理栄養士として従事。がん病態栄養専門管理栄養士、NST専門療法士などの資格を持つ。

甲状腺専門・伊藤病院がおくる
ヨウ素制限食レシピ

2018年7月1日　第1版第1刷発行（検印省略）

監修　伊藤　公一
編集　北川　亘
発行者　末定　広光
発行所　株式会社　全日本病院出版会
　　　　東京都文京区本郷3丁目16番4号7階
　　　　郵便番号 113-0033　電話 (03) 5689-5989
　　　　　　　　　　　　　FAX (03) 5689-8030
　　　　郵便振替口座　00160-9-58753
　　　　印刷・製本　三報社印刷株式会社

©ZEN-NIHONBYOIN SHUPPAN KAI, 2018.

・本書に掲載する著作物の複製権・翻訳権・上映権・譲渡権・公衆送信権（送信可能化権を含む）は株式会社全日本病院出版会が保有します．

・JCOPY ＜(社)出版者著作権管理機構　委託出版物＞
本書の無断複写は著作権法上での例外を除き禁じられています．複写される場合は，そのつど事前に，(社)出版者著作権管理機構（電話 03-3513-6969，FAX03-3513-6979，e-mail：info@jcopy.or.jp）の許諾を得てください．
本書をスキャン，デジタルデータ化することは複製に当たり，著作権法上の例外を除き違法です．代行業者等の第三者に依頼して同行為をすることも認められておりません．

定価はカバーに表示してあります．
ISBN　978-4-86519-246-9　C3047

ヨウ素制限食：バセドウ病用

制限期間　年　月　日 ～　月　日

※こちらの表はヨウ素制限期間内の禁止・制限・摂取可能な食材早見表です。詳しくは、裏面の一覧表もご覧下さい。

調理加工食品
こんぶだし・海苔類など、禁止食材を含まないことをご確認ください。

野菜・果物・きのこ類
摂取制限なし

穀物類
摂取制限なし
（米・パン・いも類・うどん・そば・パスタ・中華麺）

魚介類
たら、たらこを含む加工品・練り製品は禁止

その他の魚介類は1日1回（100g）摂取可

えび・ほたては摂取制限なし

卵・卵加工品
ピータンは禁止

肉類
輸入品の肉加工品は禁止

内臓の部位以外は摂取制限なし

豆類
がんもなどのこんぶを含む加工品は禁止

大豆・豆腐・豆乳・納豆・小豆など摂取制限なし（納豆の付属のたれは注意が必要）

牛乳・乳製品

海藻類・海藻加工品

こんぶ・わかめなどの海藻類全般、海藻加工品(黒・緑こんにゃく、とろろこんぶなど)は禁止

寒天食品(ゼリー・ヨーグルトなど)は1日1回摂取可

その他

こんぶエキスが含まれることが多いもの(インスタント食品(味噌汁・ラーメンなど)、漬物・和風調味料など)は禁止

調味料

こんぶ・こんぶだしを含むものは禁止

こんぶだしを含まないしょうゆ・味噌・ソース、こんぶ以外のだし汁、アミノ酸、酢、砂糖、塩、みりん、マヨネーズ、ケチャップは摂取制限なし

1日1個制限

マヨネーズ・中華麺は摂取制限なし

<目安>
牛乳・乳飲料…200 ml
ヨーグルト・アイスクリーム…1個
100 g程度
チーズ・生クリーム…100 g程度

シチューやグラタンなどの牛乳を多く使う料理は1食で1日分とする。

バターは摂取制限なし

菓子・ドリンク類

こんぶだし・海藻類(海苔やこんぶなど)を含むもの、赤色着色料や不明な魚介エキスを含むものは禁止

ヨウ素制限食：アブレーション・アイソトープ(RI)大量療法用

制限期間　　　年　月　日　～　　月　　日

※こちらの表はヨウ素制限期間内の禁止・制限・摂取可能な食材早見表です。詳しくは、裏面の一覧表もご覧下さい。

野菜・果物・きのこ類

摂取制限なし

穀物類

摂取制限なし
(米、パン、いも類、うどん、そば、パスタ、中華麺)

海藻類・海藻加工品

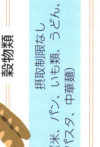

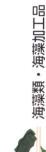

肉類

輸入品の肉加工品は禁止

内臓の部位以外は摂取制限なし

魚介類

たら、たらこを含む加工品・練り製品は禁止

下記種類のみ1日1回(100g)摂取可
鮭、まぐろ、かじき、かんぱち、平目、ほっけ、鯛、はまち、うなぎ、穴子、あゆ、いか、たこ

えび・(ほたては摂取制限なし)

豆類

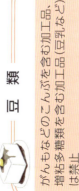

がんもなどのこんぶを含む加工品、増粘多糖類を含む加工品(豆乳など)は禁止

大豆、豆腐、納豆、小豆など摂取制限なし(納豆の付属のたれは注意が必要)

牛乳・乳製品

<目安>
牛乳・乳飲料…200ml
ヨーグルト・アイスクリーム…1個
100g程度

香辛料類

つゆ、味噌、寿司酢、ぽん酢、めんつゆなど、海外の塩

クチャップ、ソース、しょうゆ、味噌、マヨネーズ

食品添加物

アルギン酸、フコイダン、カラギーナン(増粘剤・増粘多糖類・糊剤・安定剤)、食用赤色着色料

アミノ酸、天然赤色色素、粘多糖類(ペクチン、グアーム、キサンタンガム、デキストリン、セルロース)

菓子類・調理加工食品

≪原材料をご確認ください≫

原材料が不明なものは避けてください(特に輸入品)。

こんぶだし・海苔類など、禁止食材を含まないことをご確認ください。

その他

こんぶエキスが含まれることが多いもの(インスタント食品(味噌汁・ラーメンなど)、漬物・和風調味料と赤色着色料(紅しょうが・福神漬け・梅干しなど)、増粘剤・増粘多糖類(カラギナン・アルギン酸)などを含む食品は禁止

こんぶ・わかめなどの海藻類全般、海藻加工品(黒・緑こんにゃく、とろてんなど)、寒天食品(ゼリー、ヨーグルトなど)は禁止

調味料

こんぶ・こんぶだしを含むもの、魚介エキスを含む調味料(ナンプラー・オイスターソースなど)は禁止

こんぶだしを含まないしょうゆ・味噌・ソース、こんぶ以外のだし汁、アミノ酸、酢、砂糖、塩、みりん、マヨネーズ、ケチャップは摂取制限なし

卵・卵加工品

コード卵は禁止

1日1個制限

マヨネーズ・中華麺は摂取制限なし

菓子・ドリンク類

こんぶだし、海藻類(海苔やこんぶなど)を含むもの、赤色着色料や不明な魚介エキスを含むものは禁止

極力避ける*菓子(1日1個分)
カステラ、ケーキ、プリン、アイスクリーム、乳酸菌飲料、チョコレートなど

極力避ける
卵や牛乳を含む菓子(1日1個分)

シチューやグラタンなどの牛乳を多く使う料理は1食で1日分とする。

バターは摂取制限なし